骨科围术期肺部并发症的
评估与管理

谢鹤展　孙　旗　著

中国协和医科大学出版社

图书在版编目（CIP）数据

骨科围术期肺部并发症的评估与管理／谢鹤展，孙旗著. —北京：中国协和医科大学出版社，2015.6

ISBN 978-7-5679-0335-7

Ⅰ．①骨… Ⅱ．①谢… ②孙… Ⅲ．①骨损伤-外科手术-围手术期 Ⅳ．①R683

中国版本图书馆 CIP 数据核字（2015）第 097996 号

骨科围术期肺部并发症的评估与管理

作　　者：谢鹤展 孙 旗
责任编辑：吴桂梅

出版发行：**中国协和医科大学出版社**
　　　　　（北京东单三条九号　邮编 100730　电话 65260378）
网　　址：www. pumcp. com
经　　销：新华书店总店北京发行所
印　　刷：北京佳艺恒彩印刷有限公司

开　　本：710×1000　1/16 开
印　　张：8.25
字　　数：118 千字
版　　次：2015 年 9 月第 1 版　　2015 年 9 月第 1 次印刷
印　　数：1—2000
定　　价：28.00 元

ISBN 978-7-5679-0335-7

序　言

　　围术期的处理是手术成败和患者康复的关键因素。以往医生往往重视手术本身，而忽视了围术期的处理。事实上手术的完成仅仅是治疗的一部分。

　　围术期是围绕手术的一个完整的全过程。手术前医生需要全面了解患者情况，对患者进行详细的体格检查和必要的辅助检查。同时，需对患者进行疾病相关知识及手术相关问题的宣教。针对患者对手术的焦虑或疑问给予解答，让患者了解治疗详细的过程，减轻患者的心理负担，使其配合治疗和康复，有利于提高疗效。此外，要重视术后管理，包括规范的术后评估以及科学的康复计划，体现以人为本的医学人文精神。

　　骨科围术期肺部并发症是最常见的并发症之一，不仅会影响手术的疗效，甚至会给患者带来意外的风险，对患者的心理、生理造成极大伤害。目前骨科医生已经开始关注围手术期肺部并发症的评估及其规范化管理，包括对患者呼吸系统情况制定合理准确的治疗方案，预防肺部并发症的发生。谢鹤展和孙旗医生集多年临床经验并结合最新的骨科诊疗指南，合力编写了《骨科围手术期肺部并发症的评估和管理》一书，为保护患者围术期安全，促进患者顺利康复，提供了具有临床意义的实践指导。

　　希望此书能为骨科同仁的临床实践提供帮助，也希望它能成为骨科医生的良师益友，造福于民。

中国工程院院士
北京协和医院教授
2015 年 6 月

前　言

近年来由于科技水平的不断发展，骨科新技术、新方法的不断涌现，很多骨科疾病都可以通过各种手术来治疗。国内骨科医生对许多国际前沿的新技术已基本熟练应用，并业已形成自己的经验，但是，如何能够让患者安全舒适的度过围术期、顺利恢复健康是摆在骨科医生面前不可回避的问题。可以说围术期处理的适当与否，直接影响到患者的康复。这一点我们与国外发达国家从理念、技术、方法等多方面仍然存在差距，骨科医生已经开始关注围术期的疼痛控制和术后功能康复以及围手术期规范化管理。围术期的规范化管理要求医生详细评估患者的疾病及一般情况，制定合理准确的治疗原则、手术计划，预防并发症的发生，帮助患者树立康复信心，让患者获得安全舒适的治疗和康复。

本书从骨科高发围术期并发症的呼吸系统入手，结合临床经验和诊疗指南，对骨科围术期出现的危重疾病和常见疾病共10个病种进行了深入探讨，力图做到详略得当，适于临床，为保护患者围术期安全、促进患者顺利康复提供了极具价值的理论更新和实际指导。

我们的目标受众是维护患者围术期安全的各专科医生和护理人员，包括麻醉医生、骨科医生、内科医生和护理人员，你们在阅读本书时会发现有价值的信息。我们坚定地相信这本书所传达的理念是骨科临床重要组成部分。虽然本书仅涉及呼吸系统的病种，但是"不积跬步无以至千里；不积小流无以成江海"，一小步的开端为今后的更新扩展奠定了良好的基础。在此特别推荐本书，希望医生们能够通过本书为更多的患者提供更高水平的医疗服务。

本书编撰历时一年，由于经验有限，加之时间仓促，编者虽阅读国内外大量专著和最新文献，反复推敲，但仍恐有疏漏或措辞不妥之处，还望各位同道不吝赐教。

谢鹤展　孙　旗

2015 年 4 月

目 录

第一章 概 述

一、引言

在骨科手术的围术期，肺部并发症与心脏并发症同样常见，有时甚至多于心脏并发症（2.7% 比 2.5%），并具有更高的死亡率，因此，临床骨科围术期肺部并发症（preoperative pulmonary complications，PPCs）需要我们特别关注。患有慢性呼吸功能障碍疾病的患者因骨科手术治疗时属于高危状态。手术切口距肺部愈近，则并发症愈多。尽管如此，一般患者仍可能安全地度过手术危险期，但术后问题则可能不断出现，所以，慢性呼吸功能障碍患者的围术期处理得当与否，将直接决定术后患者的转归。围术期肺部并发症包括哮喘急性发作、急性呼吸窘迫综合征、肺栓塞、肺水肿、低氧血症、肺不张、肺炎、误吸和胸腔积液等。

围术期肺部并发症常常预后不佳。一项针对 70 岁左右住院患者的前瞻性研究显示，纳入范围内所有非心脏手术患者中，术后 3 年内死亡率相关的危险因素中，围术期肺部并发症是降低寿命的独立相关因素。这一发现肯定了积极诊治围术期肺部并发症的重要临床意义。

围术期肺部并发症的准确发病率取决于评价标准、被评估人群和手术类型。而评判并发症的标准不同，现有的各项研究所得出的发病率则差别很大，比如对于上腹部手术的发病率研究显示围术期并发症最低为 5%，最高可达 80%，由此可见，用于定义并发症的标准对评价围术期肺部并发症的发病率有很大影响。

一些临床看似不起眼的事件，比如微小肺不张，可能对围术期的管理产生不小的影响。理论上，肺不张会在所有行全身麻醉的患者身上发生，只是临床没有全部明确观察出来。在腹部手术中微小肺不张经常发生，但通常不会影响患者康复和住院时间。尽管肺不张并不是肺炎的先决条件，但是在高危患者中，微小肺不张可能发展为肺炎，也可能扩展成临床可以观察到的肺不张，通常涉及整个肺叶甚至全肺。

二、骨科手术围术期肺部的生理变化

过去的 50 多年里，关于对麻醉中和麻醉后肺生理变化的认识逐步加深。相关的改变有：①在温和的麻醉水平，出现单调呼吸和浅呼吸；②肺不张；③通气/血流（V/Q）比值异常（分流增加高达 8%～10%）；④肺活量降低（50%～60%）；⑤吸入性麻醉导致的缺氧性肺血管收缩衰减；⑥静息肺容量和功能余气量（FRC）减少 15%～30%。功能余气量下降的相关因素如下：①体位（从直立到仰卧）引起膈肌向上移位大约 4cm；②在全身麻醉下，胸廓肌肉张力的相关改变；③肌松剂的使用；④过量补液和特殊的手术体位（比如特伦德伦伯卧位，10°～20°的头低位）。

早期气道关闭导致闭合气量增加，功能余气量减少，进而导致肺通气量明显降低，导致了缺氧和其他并发症。闭合气量（CC）是气道开始关闭时气体的体积。在健康的年轻研究对象中，闭合气量的发生在功能余气量（FRC）之后，是指在一个正常的潮汐呼吸后残留在肺内的气体体积。然而，在一些特殊情况下，闭合气量提前发生，功能余气量减少，或同时发生。因为闭合气量与功能余气量的比值增大，在一个正常且完整的潮汐呼吸结束前气道就已经关闭，导致通气/血流比值异常和潜在的分流。非肺部因素也加剧 CC/FRC 比值的增加，包括仰卧体位、镇静剂或麻醉剂、肥胖、腹围的增加（肠梗阻等）、胸腹部的粘连、手术切口疼痛、肌力减弱、营养不良、固定不动、长期高浓度吸氧。导致 CC/FRC 改变的肺部因素包括：间质水肿、表面活性物质缺失、因炎症引起的气道阻塞、支气管收缩和分泌物滞留。通气/血流比值（V/Q）异常可导致缺氧。

三、术后并发症

术后肺部并发症被定义为在术后发生的肺部异常情况并产生对临床治疗过程有不利影响的疾病或功能障碍。该定义包括肺炎、肺不张、肺栓塞、胸腔积液、气胸、肺水肿和低氧血症等（图 1-1）。术后肺部并发症最多见于术后第 1 周，特别是术后 24~72 小时最可能出现特殊问题。术后肺部并发症是所有术后并发症中花费最多、比术后心脏并发症更多见、有更长的住院时间。

与患者自身的危险因素相比，诸如切口部位、麻醉类型和持续时间，以及术后镇痛和镇静等手术因素可能是术后肺部并发症更重要的决定因素。患者自身的因素诸如阻塞性气道疾病、吸烟、高龄、肥胖、睡眠呼吸暂停和肺动脉高压显著增加了风险。应对这些患者在术前进行评估，以确定这些因素的危险程度，并努力改善风险状况。

术后肺部并发症的发病可能从手术室开始。麻醉造成通气不足和肺容量减少，手术引发肺不张和呼吸道感染。术后制动会导致血栓栓塞性疾病的风险升高。相关因素会造成术后低氧血症，这对于呼吸功能储备有限的患者可能进展为呼吸衰竭。大多数的生理变化会在术后 1~2 周后好转。需要明确的是，即使拥有最佳的围术期护理条件，有些患者还是会发生明显的术后肺部问题。

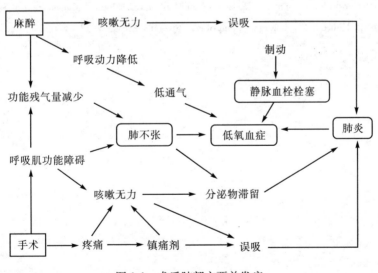

图 1-1 术后肺部主要并发症

参 考 文 献

[1] Smetana GW, Lawrence VA, Cornell JE. Preoperative pulmonary risk stratification for no cardiothoracic surgery: systematic review for the American College of Physicians[J]. Ann Intern Med, 2006, 144：581-595.

[2] Agostini P, Cieslik H, Rathinam S, et al. Postoperative pulmonary complications following thoracic surgery: are there any modifiable risk factors[J]? Thorax, 2010, 65：815-818.

[3] Turan A, Mascha EJ, Roberman D et al. Smoking and perioperative outcomes[J]. Anesthesiology, 2011, 11：837-747.

[4] Smetana GW, Conde MV. Preoperative pulmonary update[J]. Clin Geriatr Med, 2008, 24：607-624.

[5] Pelosi P, Gregoretti C. Perioperative management of obese patients[J]. Best Pract Res Clin Anaesthesiol, 2010, 24：211-225.

[6] 陆文良, Dewan Sheilesh Kumar, 郑松柏, 等. 住院老年手术患者围术期并发症与死亡情况分析[J]. 中华老年医学杂志, 2013, 32 (12)：1319-1321.

[7] Michael F Lubin, Thomas F Dodson, Neil H Winawer. Medical Management of Surgical Patient. 15th ed[J]. London：Cambridge University Press, 2013.

第二章 术前评估

最有效的围术期肺部评估方案是用患者临床表现和手术相关风险的数据去判断手术风险。2006 年，美国内科医师学会（American College of Physicians，ACP）发布了一项指南，针对行非心肺手术患者术后肺部并发症进行评估并降低肺部并发症发病率的策略。该指南对不同危险因素的相关性和干预措施的有效性做了评估，其中部分结果对以往的临床知识做了进一步更新，很有借鉴价值。例如，该研究表明，糖尿病、HIV 感染和口咽细菌培养阳性不是围术期肺部并发症发生的危险因素。

如果病史和体格检查表明患者合并有明显的心肺疾病，需要进一步辅助检查。虽然一些危险因素在术前是不能改善的，但其他可改善的因素却是我们降低围术期并发症的努力目标。因此一旦患者确定具备相关危险因素，围术期干预措施需要集中在可改善的危险因素上。

第一节 患者基本身体状况相关的危险因素

一、年龄

在围术期肺部并发症中，与患者相关的最重要的危险因素之一就是逐渐增长的年龄。在 2006 年 ACP 的指南出台以前，年龄曾被认为是一个很不重要的危险因素。事实上，随着年龄的增长，共存的疾病逐渐累积，增加了并发症发生的风险。在 2006 年 ACP 发布的指南中表明，60 岁的年龄是一个重要的预测围术期肺部并发症的独立因子，即使既往身体健康的人也是如此。一项最近的研究数据显示，50~59 岁、60~69 岁、70~79 岁、80~89 岁发生围术期肺部并发症的比例分别为 6.1%、8.1%、11.9%、

14.1%和16.7%。

随着年龄增长，肺功能也发生相应改变。残气量（RV）与功能余气量（FRC）增加，而潮气量（Vt）、补吸气量和补呼气量均下降，这些改变部分是由于胸壁的活动度下降所致，而主要是由于气道的结构改变引起的。肺泡表面积减少及肺毛细血管床减少使得肺动脉压和肺血管阻力增加，从而使得气体交换下降，动脉氧分压逐年下降，而二氧化碳分压却基本维持不变（除非是 COPD 患者）。随着年龄增长，肺组织的弹性下降，顺应性下降，使得胸廓扩张和膈肌活动度下降。因此 FRC 可小于闭合容积，尤其是在机械通气时。此时小气道与肺泡在每次通气时均要再次打开，使呼吸功增加，从而可易致呼吸肌疲劳和机械通气脱机困难。

高龄慢性呼吸功能障碍患者由于呼吸器官各项功能退化，各种储备能力及代偿能力下降，加之慢性肺部疾病致肺功能减退，围术期肺部并发症的发生率明显增高。有资料表明，年龄大于 59 岁且术前按美国麻醉学会（American Society of Anesthesiologists，ASA）疾病分类高于 1 级的患者，占发生围术期肺部并发症患者的 88%，而且从 2 级开始，级别越高，肺部发生并发症的风险就越大。故认为该类患者是围术期肺部并发症的高危因素之一。

二、整体健康状态（ASA 分级和 Charlson 合并症指数）

美国麻醉医师协会的身体状态分级首次公布于 1941 年，于 1963 年进行了修订。它提供了一个总体发病率的通用标准，并且对患者进行了术前分类，分为以下 5 级：1 级：身体健康的患者；2 级：有轻微全身性疾病的患者；3 级：有全身性疾病但没有丧失能力的患者；4 级：有严重全身性疾病并且对生命造成威胁的患者；5 级：不论有没有手术，都没有希望活过 24 小时的垂死患者。

从 2 级起，级别越高，肺部发生并发症的风险就越大。3 级患者发生呼吸衰竭的风险是 2 级的 2.8 倍，4 级、5 级患者则是 2 级的 4.9 倍。在一项对行高危手术患者的独立研究中，患者如果连一层楼梯都上不去，无论病因是什么，发生心肺并发症的概率显著增加。

三、肥胖

由于肥胖影响膈肌的运动，使肺通气功能降低，特别是有肥胖-低通气综合征的患者，尤其是腹部手术围术期肺部并发症的发生率极高。麻醉的因素可导致肺有效呼吸能力减弱，除此以外，肥胖还可能导致限制性肺体积减小，降低了术后深呼吸的能力，同时也会发生明显的通气/血流比值异常。目前，肥胖已经被证实是围术期肺部并发症的一个危险因素。但是在一项行选择性非心脏手术的病人群体中，医生通过调整吸烟史和合并症等因素后，体质指数（BMI）为 30 的患者与 BMI 在 20~29 的患者比较，围术期肺部并发症的发病率并没有增加。对于有严重肥胖的患者，其围术期肺部并发症的发病率也没有明显增加。因此，目前的证据表明，肥胖是围术期肺部并发症的一个危险因素，但还不能作为围术期肺部并发症的一个独立危险因素。

四、吸烟

吸烟是围术期肺部并发症危险因素之一。吸烟能促进气管、支气管分泌物的增加，降低气管黏膜纤毛的清除能力。在一项有 60 例患者参加的研究中，患者均在全麻下行骨科手术，吸烟组（$n = 30$）与非吸烟组（$n = 30$）比较，前者吞噬作用和杀菌作用降低的程度是后者的 2 倍。每年吸烟量在 20~40 包烟的患者与不吸烟的患者相比，即便没有慢性支气管炎或气道受阻，前者的围术期肺部并发症发病率更高。一项研究表明，术前 2 个月内戒烟的患者，术中气道分泌物反而增加，这就提示我们为降低围术期肺部并发症发病率，最好能让患者术前戒烟 2 个月以上，以避免围术期产生不必要的戒断症状，才能使肺功能处于最佳状态，而减少术后并发症。

五、基础心肺疾病和体征

慢性肺部疾患是与围术期肺部并发症相关的最显著因素。肺功能检测可以评估患者目前的肺功能状态与慢性肺功能障碍的严重程度，但该检查并不能预测围术期肺部并发症的发生。在预测围术期肺部并发症方面，肺功能检测的效果尚不如患者的体格检查与病史采集。临床医生应该在术前评估过程中主动寻找肺部体征和肺部病史的信息，包括阻塞性肺疾病、呼吸道感染、职业肺病、阻塞性睡眠呼吸暂停、肺动脉高压和肺水肿。既往肺损伤、胸部手术后的呼吸困难和心肺疾病的用药情况也应该记录下来。间质性肺疾病、胸壁异常和神经肌肉疾病对围术期肺部并发症发展的影响仍有待于研究。胸部的体格检查异常结果（哮鸣音、干啰音、湿啰音）是术后肺部并发症的相关因素。在一项病例对照研究中，非正常的肺部检查结果是围术期肺部并发症发生的最强相关因素。这些因素真正的作用程度仍然不明确。咳嗽试验阳性（深吸气后反复咳嗽）是围术期肺部并发症发病的危险因素。术前咳痰量是围术期肺部并发症发病的另一个危险因素。

（一）肺动脉高压

肺动脉高压（图 2-1）一直被认为是围术期肺部并发症的一项重要危险因素。在一项回顾性队列研究中，研究对象为 145 名经超声心动图诊断为中度到重度肺动脉高压的患者，这项研究发现，在非心脏手术后，这些患者 30 天内呼吸衰竭的发病率为 28%。最近一项针对 124 名患者的前瞻性病例对照研究表明，严重的肺动脉高压（PASP>70mmHg）是延长气管内插管时间的重要相关因素。这篇研究同时提示，肺动脉高压也是围术期死

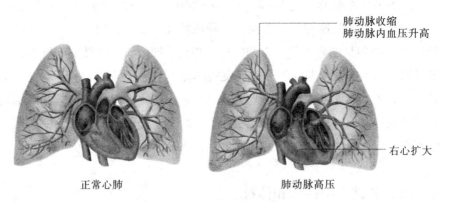

肺动脉收缩
肺动脉内血压升高

右心扩大

正常心肺   肺动脉高压

图 2-1 正常心肺和肺动脉高压

亡的独立相关因素。这些研究强调了肺动脉高压作为围术期肺部并发症独立危险因素的重要性。

（二）慢性阻塞性肺疾病（chronic obstructive pulmonary disease，COPD）

COPD 并非骨科手术的绝对禁忌证，但是术前若合并 COPD 的患者，无论任何年龄都是最重要的危险因素，患有 COPD 的患者围术期肺部并发症的发病率增加 2.7~3.7 倍。在 2006 年 ACP 指南中指出，COPD 患者围术期肺部并发症的发病率是 18.2%。随着 COPD 病情逐渐加重，并发症的风险也在增加。严重 COPD 的患者，其发生严重并发症的概率是 23%；轻度或中度病情的患者则是 10%；肺功能正常的患者则是 4%。简易的肺功能测定可选择屏气试验，正常在 30s 以上，20~30s 麻醉和手术的耐受性尚好，<10s 提示心肺储备功能较差。因此进行必要的手术耐受力评估以及严格围术期呼吸道管理，对减少围术期肺部并发症的发生是非常有益的。

有文献认为慢性阻塞性肺疾病（COPD）是引起围术期肺部并发症的最常见的首要危险因素。COPD 患者的术后肺部并发症发生率为 26%~78%，而术中发生症状明显支气管痉挛的哮喘患者可能会增加麻醉死亡率。但哮喘并不是围术期肺部并发症的危险因素。对于此类患者，最好在手术前改善患者的肺功能，缓解其症状。

呼吸道气流受限的程度决定着 COPD 严重程度。因为 FEV_1 下降与气流受限密切相关，故 FEV_1 的变化是严重程度的依据。临床严重程度分 4 级，详见表 2-1。

表 2-1　COPD 严重程度分级

严重程度分期	特　征
Ⅰ：轻度 COPD	$FEV_1/FVC<70\%$
	$FEV_1 \geqslant 80\%$ 预期值
Ⅱ：中度 COPD	$FEV_1/FVC<70\%$
	$50\% \leqslant FEV_1 <80\%$ 预期值

续　表

严重程度分期	特　征
Ⅲ：重度 COPD	$FEV_1/FVC<70\%$
	$30\% \leqslant FEV_1<50\%$ 预期值
Ⅳ：极重度 COPD	$FEV_1/FVC<70\%$
	$FEV_1<30\%$ 预期值

一般认为，COPD 患者能否耐受手术及围术期肺部并发症是否发生，主要应根据肺功能测试及动脉血气分析作为评估的主要手段。在 69%～50% 预计值可考虑手术；49%～30% 预计值要慎重，以保守为主；<30% 预计值为禁忌。

评估 COPD 患者的病情，肺功能测定是一项量化标准。肺活量低于预计值的 60%，通气储量百分比<70%、$FEV_1/FVC<60\%$ 或 50%，术后有发生呼吸衰竭的可能。FEV_1/FVC 可以用来反映呼吸道阻塞的程度。≥70% 为轻度，69%～50% 为中度，≤50% 为重度。FVC<15ml/kg 时，术后肺部并发症的发生率明显增加。这些临界点的判断与患者的年龄有一定的关系，在年轻患者中会出现假阴性，老年患者中会出现假阳性。

最大自主通气量（MVV）也是一项有价值的指标，综合反映患者呼吸道通畅程度、肺和胸廓弹性及呼吸肌功能，一般认为 MVV>70% 预计值无禁忌；50%～60% 作为手术尚安全；<50% 为低肺功能，手术风险很大；<30% 手术风险极大，视为手术禁忌。

常规的肺功能测定多以用力呼吸方式进行，需要受检者的理解和配合，中到重度的 COPD 患者特别是急性加重期患者常不能耐受此项检查，不能及时了解其气流阻塞的严重程度。潮气流速-容积曲线及其衍生参数的测定只需患者平静呼吸也能反映肺的通气功能，潮气流速-容积曲线中的二项参数：达峰容积比（VPTEF/VTE）和达峰时间比（TPTEF/TE），与用力呼气肺功能测定中的 FEV_1/FVC、FEV_1 意义相同，均反映气流阻塞的程度，国外认为<25% 即可判断存在重度气流阻塞，国内文献报道<18% 方可确认。潮气流速-容积曲线各参数与肺量计测定中的某些指标如 $FEV_1\%$、PEF 等具有良好的相关性。呼出 50% 潮气量时的呼气流速（TEF_{50}）可作为评价高反应性和支气管舒张试验的可靠指标。

BODE 分级系统：BODE 指数（body mass index, airflow obstruction, dyspnea, and exercise capacity index, BODE index）是 2004 年由 Celli 等提出的一个预测 COPD 患者病情及预后的多维分级系统，是一项基于体质指数、气流阻塞程度、呼吸困难及运动能力（6 分钟步行距离）的综合评价 COPD 预后的指标，见表 2-2。

BODE 指数涵盖了生理学指标及功能性指标，并综合了临床症状、营养状态、运动能力和肺功能的相关参数，能反映患者的全身情况。近年来的多项研究发现，BODE 指数可以有效预测 COPD 患者的病情及预后，提供更多有价值的判定预后信息，该分级系统对 COPD 呼吸相关性死亡预测作用优于单独使用 FEV_1。

表 2-2　BODE 分级系统

变量	分数			
	0	1	2	3
$FEV_1\%$（占预计值%）	≥65	50~64	36~49	≤35
6 分钟步行距离（m）	≥350	250~349	150~249	≤149
呼吸困难量表分级（scal）	0~1	2	3	4
体质指数	>21	≤21		

（三）哮喘

根据 ACP 指南中的回顾研究显示，哮喘患者肺部并发症的发病率是 3%。鉴于静脉用药可能引起支气管痉挛，准确记录既往哮喘病史是极其重要的。得到良好控制的哮喘并不是围术期肺部并发症发病的危险因素。大部分的并发症影响是很小的，也不会引起死亡。

（四）阻塞性睡眠呼吸暂停（obstructive sleep apnea，OSA）

阻塞性睡眠呼吸暂停是一种常见病，年龄越大，发病率越高，尤其多见于 65 岁以上人群。一项回顾性病例对照研究显示，研究对象为 101 名 OSA 患者，他们均行关节置换手术，OSA 患者术后呼吸并发症的总体发病率比对照组要高（39% 比 18%；$P = 0.001$）。2008 年，Hwang 等人公布了一项回顾性评估的结果，评估对象为 172 名计划做择期手术的患者，他们患有 OSA 并且完成了夜间血氧定量试验。根据每小时血氧饱和度下降程度高于或低于 4% 为界，将患者分为两组。每小时发生 5 次的患者与每小时发生小于 5 次的患者相比，前者围术期肺部并发症的发病率更高（15.3% 比 2.7%；$P<0.01$）。因此，我们认为在 OSA 患者中，围术期肺部并发症发病率更高。

（五）充血性心力衰竭

2006 年 ACP 公布的指南和更新的呼吸衰竭风险指数认为，充血性心力衰竭是一个相关的危险因素。在高龄患者中，心力衰竭会导致围术期肺部并发症发病风险显著升高。

（六）肺不张

90% 接受过麻醉的患者都有可能发生肺不张（图 2-2），并可能涉及 15%~20% 的肺组织。肺不张区域在气体交换上有明显的分流和改变。无论有自主呼吸者还是控制性人工辅助呼吸的患者均有可能发生肺不张。体重也被证明对肺不张的范围有影响，肥胖患者肺不张更明显。围术期的疼

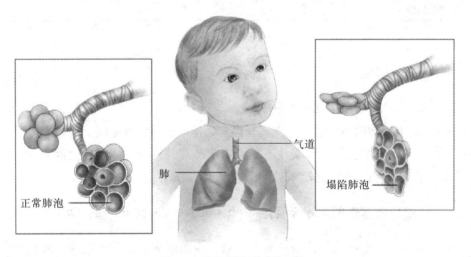

图 2-2　肺泡塌陷形成肺不张

痛、夹板疗法、多头胸带和气管内黏液纤毛运输功能受抑制也加剧了肺不张的发生。

第二节　手术相关的危险因素

一、手术因素

与择期手术患者相比，急诊手术患者的围术期肺部并发症发生率更高。急诊手术是术后围术期肺部并发症发病的一个独立危险因素。Johnson等人发现急诊手术明显是术后呼吸衰竭的一个危险因素。

在择期手术患者中，手术部位一直是围术期肺部并发症发病的强相关因素，手术切口离膈肌越近，围术期肺部并发症的发病风险就越大。2006年 ACP 的指南指出，头颈部的手术会有中等风险，髋部手术、妇产科手术和泌尿外科手术的围术期肺部并发症发病率要低。胸腹部手术的围术期肺部并发症发病率较高。文献资料显示，胸腹部手术的围术期肺部并发症发病率为 20%~70%，明显高于泌尿与矫形外科手术的围术期肺部并发症发生率（约 4%）。另有研究表明，所有腹部外科手术的围术期肺部并发症发病率约为 10.3%，而非胸腹部手术的围术期肺部并发症发病率仅为 0.6%。并且有资料统计发现，上腹部手术的围术期肺部并发症发病率约为 25%，而开胸手术的围术期肺部并发症发病率却较低（19%）。在经胸肺叶切除术患者中，围术期肺部并发症的发病率与功能肺叶切除的范围明显相关。有许多证据说明不同手术的围术期肺部并发症危险性如下递减：动脉瘤修补术、胸科手术、腹部手术、神经外科手术、时间延长的手术、头颈部手术、急诊手术和血管手术。

另外，手术方式也对围术期肺部并发症的发生有重要关系，如与传统手术方法相比，腔镜手术技术可使患者创伤减少，术后舒适度相对提高，手术操作对腹部与膈肌活动影响较少，从而使患者术后并发症相应减少。

二、麻醉方式和持续的时间

麻醉持续时间是预示围术期肺部并发症的一个独立因素。超过 2.5 小时的手术是围术期肺部并发症的独立相关因素。在 2006 年 ACP 的回顾性研究中，长时间手术增加围术期肺部并发症的发生率，同时认为全身麻醉是并发症的一个独立相关因素。所有的麻醉药和麻醉方法都可能影响患者生理状态的稳定性，手术的创伤可使患者生理功能处于应激状态，尤其是有慢性肺功能障碍的患者，其呼吸生理潜能受到巨大冲击，容易发生围术期肺部并发症。特别是 ASA 分类>2 级发生率更高。肌肉松弛剂，尤其是长效肌松剂影响呼吸肌的运动，减少肺通气，是术后围术期肺部并发症的重要原因之一，肌松剂的残余作用甚至可影响到术后一段时间。大剂量的麻醉药加深了麻醉深度，抑制了呼吸肌的兴奋性。手术切口疼痛限制了呼吸肌运动，减少了肺活量。机械通气时可刺激炎性介质的释放，气道阻力的增加和呼气流率的降低，气道的高气压伤等因素也加重围术期肺部并发症。麻醉气体和气管内插管可妨碍气管上皮的纤毛运动，抑制上皮的分泌、排痰功能。长时间的手术和麻醉能影响肺部的炎性细胞功能，上呼吸道的反射性咳嗽可受到影响，增加术后感染的易感性。麻醉技术的改进，如用区域麻醉代替全身麻醉，完善的术后镇痛以及应用半衰期较短的麻醉药物可减少术后围术期肺部并发症的发生。因此，我们建议骨科手术部位较低者，尽量使用椎管内麻醉；手术部位较高者，尽量采用全身麻醉。

第三节　完善术前评估的相关检查

一、肺功能测定

慢性呼吸功能障碍患者常见基础疾病有慢性阻塞性肺疾病（COPD）和限制性肺部疾病，其肺功能的主要特点分别为阻塞性通气障碍和限制性通气障碍。长期以来，术前肺功能检查是作为慢性呼吸功能障碍患者的常规检查，亦列为预测围术期肺部并发症的重要指标。

（一）肺功能测定结果解读：肺活量（VC）与用力肺活量（FVC）

正常人 FVC 与 VC 接近，但当有慢性阻塞性肺疾病，肺内潴留气体多不能顺利排出时，VC 则明显大于 FVC，即 VC 与呼吸功能损害的情况不完全一致，如慢性阻塞性肺疾病患者有时呼吸功能严重受累，其肺活量仅有轻度减低，故对阻塞性肺疾病患者，FVC 的测定更有临床意义。通常 VC<预计值 70%或<3L、FVC<1.7L，手术危险性较大。

1. 最大自主通气量（MVV）

指每分钟内最大的呼吸量，是反映呼吸的动态功能。受呼吸肌功能、气道阻力、肺组织顺应性等多种因素的影响，预测肺部并发症的最好指标是 MVV。一般认为，MVV<预计值 50%或<50L/min，手术危险性较大。

2. 第 1 秒用力呼气量（FEV_1）

指时间肺活量，是测定呼出气的流速，以第 1 秒用力呼气量占用力肺活量的百分数表示，可反映气道有无阻塞。由于与 MVV 有密切关系，故在有些病情较重的患者不能行 MVV 检查时，可以采用该项检查代替。FEV_1<1.0L，手术危险性大。

3. 最大呼气流速（MEFR）

是反映 FVC 时最大的气体流速。MEFR 必须>100ml/min 才能产生有效咳嗽，MEFR<100ml/min 手术危险性较大。

利用肺功能测定法来评估是否存在气流受限的意义是可靠的。Barisione 等人发现肺功能检查结果可以预测围术期肺部并发症，但是 Lawrence 等人发现，肺部体格检查的异常结果可以预测围术期肺部并发症，而肺功能测定法却难以达到这个目的。然而，气道黏液高分泌的病史是更强的危险因素。

然而，最新研究表明，单一的肺活量变量不能预测风险，肺功能测定法结果对非心胸手术也没有意义，尤其是那些会使患者生命受到威胁的手术或那些能延长其寿命的手术。

常规术前肺功能测定，即使在行上腹部手术的高危人群中，它也不能比临床病史和体格检查为围术期肺部并发症的预测提供更多的有用信息。术前肺功能测定可以为那些患有不明原因呼吸困难或慢性咳嗽的患者提供进一步的诊断依据，也包括那些有阻塞性肺疾病但却控制不好的患者，但据肺功能测定结果判定围术期肺部并发症的可能性则证据不足。

二、胸部 X 线片及胸部 CT

进行胸部 X 线摄影是普通患者的常规术前评估手段，但是单纯依据胸片很难判断新出现的异常改变，也难以评价围术期过程中的异常变化。实际上，大部分评估胸片价值的研究主要集中在胸片对围术期管理的影响上。

异常胸片对围术期管理的影响已经在多篇研究中做了评估。Smetana 和 Macpherson 发布一项回顾性研究验证了常规术前检测的价值。他们分析了 8 篇文献（$n=14650$），发现 23% 的术前胸片是异常的，然而，只有 3% 对术后管理有影响。一项针对 21 篇文献的分析发现，常规术前摄胸片中有 10% 是异常的，其中 1.3% 的胸片出现异常是意料之外的，所有文献中也只有 0.1% 的胸片改变了围术期的管理。

一项前瞻性多中心研究认为，男性、年龄大于 60 岁、ASA 分级 3 级、有呼吸系统疾病的患者，术前胸片对他们更有意义。

阅读胸片应对病变定位、范围或数量、形态特征如形状、密度、边缘，以及伴随改变详细察看，推测影像改变的病理基础，从而做出疾病诊断或提出初步诊断印象。

在麻醉管理中，麻醉医生可以通过胸片积极应对出现的变化。而临床医生在对患者进行临床评估并获得初步资料后，大多能预测到异常胸片的结果。所以从术前管理的角度来说，胸片很少提供意料之外的信息。因此，胸片作为围术期肺部并发症危险相关因素的实际价值是很小的。

胸部 CT 检查对发现肺内细微病变，纵隔、胸膜病变，以及隐蔽区域病变优于常规胸部 X 线片，对隐匿性肺癌和肺癌分期 CT 检查尤具价值。高分辨 CT 有助于肺间质病变的早期发现和诊断。CT 为横断面成像，阅读时必须熟悉胸部不同层面的正常解剖结构。CT 对密度分辨率高，特别是纵隔内病变容积效应小，对诊断很有帮助。

三、动脉血气分析

通气或换气功能损害严重至一定程度时便可导致外环境（空气）和肺毛细血管之间气体交换不足，出现动脉血气异常，反映肺功能障碍的综合指标。而通过计算和设定条件推导出若干派生指标，有助于追溯和分析肺部气体交换的不同病理生理过程。因为二氧化碳直接参与酸碱代谢，现代的动脉血气分析仪测定的结果可同时报告酸碱指标。故动脉血气分析可以了解患者有无血气异常及其严重程度、推导肺部气体交换的病理生理改变，以及评价机体的酸碱状态，对指导临床具有十分重要的意义，它与 X 线、心电图被作为临床处理危重患者所必备的"三大常规"检查。

以往的研究认为高碳酸血症是围术期肺部并发症发病的一个危险因素，血气分析是反映机体氧合状态的指标。当静息状态下，$PaO_2 <$ 65mmHg、$PaCO_2 > 42$mmHg 时，手术危险性较大。现在已经被严重气流受限这一因素取代。在一项采用盲法研究检测围术期肺部并发症发病危险因素的系统回顾中，没有一项研究表明高碳酸血症可以作为一个独立的相关因素。

因此可以认为，动脉血气分析不应作为患者是否有手术风险的评判标准，因为没有明确的阈值表明能不能进行手术。当然，对于呼吸功能不全患者来说，术前动脉血气分析能为术前管理提供有用的基础信息。临床应用血气分析评价患者身体状况时也应强调：

1. 必须深入了解机体内环境稳定的病理生理和相关的基础理论，各种指标相互印证、对照，全面评估。

2. 密切结合临床，不要陷入实验室数据和计算，而忽视患者临床状态和病史以及所采取的治疗措施。

四、心肺运动耐量试验

Smith 等人研究了在行非心胸手术前，运用心肺运动耐量试验中获取的最大耗氧量和无氧阈数据来预测围术期发病率和死亡率的价值。他们评估了 9 项研究后的总结：最大耗氧量和较小程度的无氧阈是围术期发病率和死亡率的有力危险因素。

其他的运动耐量单项测试有爬楼耐量试验和 6 分钟步行试验。与最大耗氧量相比，这些测试简便易行，而且准确性和统一性更好。Girish 等人做了一项针对 83 名患者的前瞻性研究，他们发现那些连一层楼都上不去的患者，其术后心肺并发症发病率高达 89%。那些能自行上 7 层楼的患者则没有并发症的发生。

五、肾功能的血清指标

Arozullah 等人认为高于 21mg/dl（7.5mmol/L）的血清尿素氮水平是围术期肺部并发症发病的强相关因素。血清尿素氮水平越高，发病风险越大。研究者发现术前肌酐水平大于 1.5mg/dl（133μmol/L），会使术后发生呼吸衰竭的风险显著增高。

六、血清白蛋白指标

低白蛋白水平是围术期发病率和死亡率最重要的相关因素。用来预测呼吸衰竭的最新风险指数也表明，血清低白蛋白水平是肺部并发症的独立危险因素。当血清白蛋白水平低于 35g/L 时，发生呼吸衰竭的概率大增。

第四节　术后肺炎和呼吸衰竭的风险指数

在 2000 年和 2001 年，Arozullah 等发布了用于预测术后呼吸衰竭和肺炎的独立多因素风险指数。这些风险指数包括许多和患者总体健康状况、营养条件、呼吸、神经、体液和免疫状态相关的危险因素，也包括与麻醉和手术本身相关的危险因素。许多危险因素在两个指标中是一致的，大部分是术前不可改善的。术后并发肺炎的危险因素及其用于评价危险等级的赋值见表 2-3。

表 2-3 术后并发肺炎的危险因素及其对应的赋值

	术前危险因素	赋值
手术类型	腹主动脉瘤修复术	15
	胸部手术	14
	上腹部手术	10
	颈部手术	8
	神经外科手术	8
	血管外科手术	3
年龄	>80 岁	17
	70~79 岁	13
	60~69 岁	9
	50~59 岁	4
功能状态	完全依赖	10
	部分依赖	6
血尿素氮水平	<2. 86mmol/L	4
	7. 85~10. 7mmol/L	2
	>10. 7mmol/L	3
过去 6 个月体重减轻大于 10%		7
慢性阻塞性肺疾病病史		5
全身麻醉		4
感觉中枢受损		4
脑血管意外病史		4
输血量大于 4U		3
急诊手术		3
因慢性疾病使用激素史		3
1 年内吸烟史		3
过去 2 周内饮酒多于 2 次		2

与以前的研究结果一致，这些风险指标中最直接的相关因素是手术部位，其中腹主动脉瘤修补术、胸腔手术和上腹部手术风险最高。这些风险指数也进一步明确了之前确立的危险因素的意义，包括吸烟、功能状态和COPD。与椎管麻醉或其他麻醉方式相比，全身麻醉发生并发症的风险更

高。其他确定的危险因素包括：过高或过低的血尿素氮水平、术前输血大于 4U、使用激素和酗酒。50 岁以后，每增加 10 岁，术后发生呼吸衰竭和肺炎的概率就增加。基于术后肺炎风险指数评分的危险等级，存在由低到高 5 级并对应不同程度术后并发肺炎的可能性，见表 2-4。

表 2-4　基于术后肺炎风险指数评分的危险等级值

危险等级	术后肺炎风险指数	肺炎可能性（%）
1	0~15	0.2
2	16~25	1.2
3	26~40	4.0
4	41~55	9.4
5	>55	15.3

术后需要机械通气超过 48 小时或者发生计划外的气管插管，即可认为是呼吸衰竭。作者研究了不同的人群，在 45 项潜在危险因素中，有 28 项被认为是呼吸衰竭的强力相关因素。这些因子被赋予了 1~7 的赋值。赋值的大小取决于术后并发呼吸衰竭风险指数中的风险水平，见表 2-5。

表 2-5　术后并发呼吸衰竭的危险因素及其对应的赋值

危险因素	赋值
口腔颌面外科手术	7
ASA 分级 4~5 级	5
工作相对值>17	4
ASA 分级 3 级，胸外科手术	3
急诊手术，工作相对值 10~17，心血管手术，胃肠手术，术前脓毒症，术前肌酐高于 133μmol/L（1.5mg/dl），严重 COPD 史，腹腔积液，年龄大于 40 岁，术前血钠大于 145mmol/L，术后急性肾衰竭	2

续　表

危险因素	赋值
术前白蛋白小于 35g/L，皮肤手术，呼吸困难，感官受损，术前胆红素大于 17.1μmol/L，入院前 2 周内每天饮酒超过 2 次，凝血功能障碍，术前白细胞计数小于 $2.5×10^9$/L 或大于 $10×10^9$/L，体重减少大于 10%，男性，术前 30 天内充血性心力衰竭，吸烟，术前血小板计数小于 $150×10^9$/L，脑血管意外，术前血清谷草转氨酶大于 40U/L，污染或感染的伤口，术前血细胞比容小于 38.1%	1

　　基于术后呼吸衰竭风险指数评分的危险等级，存在由低到高 3 级水平并对应不同程度的呼吸衰竭可能性，见表 2-6。

　　大部分危险因素在等级上与 2006 年 ACP 的回顾研究中的危险因素相似。然而，这项研究认为低血清白蛋白水平和充血性心力衰竭提示的风险要小，口面部手术提示的风险要更大。同时还提出了新的独立危险因素，包括高度复杂的手术、败血症、腹腔积液和高钠血症都是引发围术期肺部并发症的危险因素。

表 2-6　基于术后呼吸衰竭风险指数评分的危险等级值

危险等级	术后呼吸衰竭风险指数	呼吸衰竭可能性（%）
1	0~8	0.2
2	8~12	1.0
3	>12	6.5

参　考　文　献

[1] Mehran R，Deslauriers J. 肺功能评估标准[M] //陈克能译. 普通胸外科围术期治疗手册. 北京：人民卫生出版社，2007.

[2] 邓小明，万小健. 围术期肺部并发症[C]. //2007 年粤港台麻醉学术年会论文集. 2007：93-98.

[3] 陆文良，Dewan Sheilesh Kumar，郑松柏，等. 住院老年手术患者围术期并发症与死亡情况分析[J]. 中华老年医学杂志，2013，32（12）：1319-1321.

[4] Smetana GW, Lawrence VA, Cornell JE. Preoperative pulmonary risk stratification for noncardiothoracic surgery: systematic review for the American College of Physicians[J]. Ann Intern Med, 2006, 144: 581-595.

[5] Qaseenm A, Snow V, Fitterman N, et al. Risk assessment for and strategies to reduce perioperative pulmonary complications for patients undergoing noncardiothoracic surgery: a guideline from the American College of Physicians [J]. Ann Intern Med, 2006, 144: 575-580.

[6] Johnson RG, Arozullah AM, Neumayer L, et al. Predictors of postoperative respiratory failure after general and vascular surgery: results from the patient safety in surgery study [J]. J Am Coll Surg, 2007, 204: 1188-1198.

[7] Girish M, Trayner E Jr, Dammann O, et al. Symptom limited stair climbing as a predictor of postoperative cardiopulmonary complications after high risk surgery[J]. Chest, 2001, 120: 1147-1151.

[8] Arozullah AM, Khuri SF, Henderson WG, et al. Participants in the National Veterans Affairs Surgical Quality Improvement Program. Development and validation of a multifactorial risk index for predicting postoperative pneumonia after major noncardiac surgery[J]. Ann Intern Med, 2001, 135: 847-857.

[9] Turan A, Mascha EJ, Roberman D, et al. Smoking and perioperative outcomes[J]. Anesthesiology, 2011, 11: 837-847.

[10] Yamashita S, Yamaguchi H, Sakaguchi M, et al. Effect of smoking on intraoperative sputum and postoperative pulmonary complication in minor surgical patients[J]. Respir Med, 2004, 98: 760-766.

[11] Lai HC, Lai HC, Wang KY, et al. Severe pulmonary hypertension complicates postoperative outcome of non cardiac surgery[J]. Br J Anaesth, 2007, 99: 184-190.

[12] Young T, Skatrud J, Peppard PE. Risk factors for obstructive sleep apnea in adults [J]. J Am Med Assoc, 2004, 291: 2013-2116.

[13] Gupta RM, Parvizi J, Hanssen AD, et al. Postoperative complications in patients with obstructive sleep apnea syndrome undergoing hip or knee replacement: a case control study[J]. Mayo Clin Proc, 2001, 76: 897-905.

[14] Hwang D, Shakir N, Limann B, et al. Association of sleep disordered breathing with postoperative complications[J]. Chest, 2008, 133: 1128-1134.

[15] Arozullah A, Daley J, Henderson W, et al. Multifactorial risk index for predicting postoperative respiratory failure in men after noncardiac surgery[J]. Ann Surg, 2000, 232: 243-253.

[16] Smetana GW, Macpherson DS. The case against routine preoperative laboratory testing [J]. Med Clin North Am, 2003, 87：7-40.

[17] Fisher BW, Majumdar SR, McAlister FA. Predicting pulmonary complications after nonthoracic surgery：a systematic review of blinded studies[J]. Am J Med, 2002, 112：219-225.

[18] Arozullah AM, Khuri SF, Henderson WG, et al. Participants in the National Veterans Affairs Surgical Quality Improvement Program. Development and validation of a multifactorial risk index for predicting postoperative pneumonia after major noncardiac surgery [J]. Ann Intern Med, 2001, 135：847-857.

[19] Michael F. Lubin, Thomas F. Dodson, Neil H. Winawer. Medical Management of Surgical Patient[M]. 15th ed. London：Cambridge University Press, 2013.

[20] 周徐慧，姜虹. 慢性阻塞性肺疾病患者围术期的呼吸和呼吸道管理[J]. 医学综述, 2009, 15 (10)：1543-1547.

[21] 中华医学会呼吸病学分会慢性阻塞性肺疾病学组. COPD 诊治指南 (2007 年修订版) [J]. 继续医学教育, 2007, 21 (2)：31-42.

第三章 哮 喘

第一节 概 述

一、定义

支气管哮喘（bronchial asthma）简称哮喘，是一种常见的呼吸道疾病，该病是由多种细胞（如嗜酸性粒细胞、肥大细胞、T淋巴细胞、中性粒细胞、气道上皮细胞等）和细胞组分参与的气道慢性炎症性疾病。这种慢性炎症与气道高反应性相关，通常出现广泛多变的可逆性气流受限，常在夜间和（或）清晨发作、加剧，多数患者可自行缓解或经治疗缓解。支气管哮喘如诊治不及时，随病程的延长可产生气道不可逆性缩窄和气道重塑。

自2002年起，全球哮喘防治创议（Global Initiative for Asthma，GINA）每年发布更新，2014年，GINA将哮喘定义为：哮喘是一组异质性疾病，常见特征是慢性气道炎症，具有呼吸症状病史，包括反复发作性的喘息、气急、胸闷或咳嗽，症状及程度可随时间变动而变化，并伴可变性气流受限。哮喘的诊断应根据特有的症状类型和可变性气流受限证据，通过支气管舒张可逆性试验或者其他试验加以证实。若可能，应在开始实施控制性治疗前明确哮喘诊断证据，治疗后再证实哮喘诊断通常很困难。

二、流行病学

全球哮喘的发病率7%~10%，各国发病率不同。我国五大城市的资料显示同龄儿童的哮喘患病率为3%~5%。一般认为儿童患病率高于青壮年人群，老年人群的患病率有增高的趋势。成人男女性患病率大致相同，发达国家高于发展中国家，城市高于农村。约 40% 的患者有家族史。尽管哮喘的发病率在不断增加，但其死亡率下降，这种进步很可能得益于临床哮喘诊治水平的不断提高。

三、发病机制

原有的 GINA 指南根据症状、气流受限、肺功能水平的变化程度，将哮喘分为四类：间歇性、轻度持续、中度持续和重度持续。然而，哮喘的严重程度不仅涉及随时间改变而发展成潜在的严重疾病，而且也包括该病对相关治疗的反应。因此，目前的观念是评估哮喘控制程度更具有实际价值。2006 年修订后的 GINA 的指南强调哮喘的管理，根据临床控制的程度，而不是按严重程度进行分级。当前管理哮喘的目标是控制哮喘使其不经常发作，没有或很少有症状（包括夜间），对活动没有任何限制，对急救药物没有或最低限度的需求，并拥有接近正常的肺功能。

哮喘的病理生理学特征：对于各种刺激因素出现的气道阻塞、炎症反应和气道高反应性的表现见表 3-1。环境因素主要包括某些激发因素，如尘螨、花粉、真菌、动物毛屑、二氧化硫、氨气等各种特异和非特异性吸入物；感染如细菌、病毒、原虫、寄生虫等；食物如鱼、虾、蟹、蛋类、牛奶等；药物如普萘洛尔、阿司匹林等；气候变化、运动、妊娠等都可能是哮喘的激发因素。

表 3-1 哮喘患者气道的变化

哮喘导致的结构变化
上皮下纤维化
气道平滑肌增加
血管增殖
黏液高分泌
哮喘时气道狭窄
气道平滑肌收缩
黏膜水肿
气道增厚

续　表

黏液高分泌

气道高反应性的机制

气道平滑肌过度收缩

气道平滑肌兴奋-收缩脱偶联

气道壁增厚

感觉神经过度敏感

　　这些刺激导致的支气管平滑肌的收缩，进而导致支气管收缩。迷走神经和交感神经因素都可影响气道张力，从而对心肺功能产生影响，包括支气管收缩造成的呼吸功增加、气流减少、空气潴留、通气/灌注不匹配、肺血管阻力增加、右心室负荷增大、FEV_1（第1秒用力呼气量）降低。哮喘中气道阻力增加，也是炎症反应的刺激，这涉及淋巴细胞、嗜酸性粒细胞、中性粒细胞、肥大细胞、白三烯和细胞因子的堆积。这种炎症反应会导致水肿、黏液堵塞，进一步加剧了气流受限。疾病早期，病理变化可逆，肉眼观察很少有器质性改变。随着疾病的发展，病理学变化逐渐明显，肉眼可见肺膨胀及肺气肿，肺组织柔软疏松有弹性，支气管及细支气管内含有黏稠痰液及黏液栓。支气管壁增厚、黏膜肿胀充血形成皱襞，黏液栓塞局部可出现肺不张。显微镜下可见气道上皮下有肥大细胞、肺泡巨噬细胞、嗜酸性粒细胞、淋巴细胞与中性粒细胞浸润。气道黏膜下组织水肿，微血管通透性增加，支气管内分泌物潴留，支气管平滑肌痉挛，纤毛上皮细胞脱落，基膜露出，杯状细胞增殖及支气管分泌物增加等病理改变。若哮喘长期反复发作，表现为支气管平滑肌肌层肥厚，气道上皮细胞下纤维化、基底膜增厚等，致气道重构和周围肺组织对气道的支持作用消失。若慢性哮喘控制不佳，气道重塑、增厚，并影响呼吸道上皮发生，糖皮质激素治疗无效（图3-1）。如前所述，在各种环境和药物诱发因素的影响下，可能引发支气管收缩。此外，吸烟会导致哮喘患者肺功能快速下降，并增加哮喘的严重程度，糖皮质激素可能无法起效。

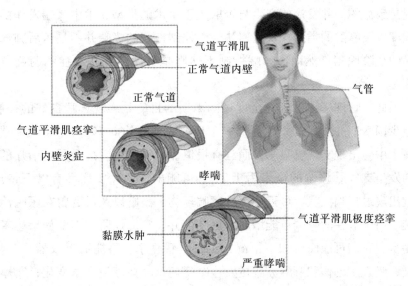

气道平滑肌
正常气道内壁
正常气道
气管
气道平滑肌痉挛
内壁炎症
哮喘
气道平滑肌极度痉挛
黏膜水肿
严重哮喘

图 3-1 哮喘患者的气道变化

第二节 围术期管理原则

哮喘的围术期管理是多方面的，需要医生和患者之间积极和密切的合作。围术期管理包括：常规监测症状和肺功能，健康宣传教育，控制诱发因素。哮喘治疗的目标是减少气道功能受损和降低不良后果的风险。根据GINA 指南，患者应具备有效的自行使用吸入装置的能力。医生应评估哮喘严重程度和哮喘控制的情况（见下文）。此外，最好能明确环境诱发因素，同时需要针对合并疾病进行治疗。目前专家所推荐的阶梯式药物治疗方法是治疗的主体。该指南建议增加药物直接达到控制哮喘的程度，随后进行降阶梯治疗，以减少副作用。在加强治疗前，检查服药依从性、恰当的吸入技术以及控制环境诱发因素极为重要。如果哮喘得到良好控制 3 个月以上，即可开始降阶梯治疗。研究表明，基于该指南的治疗和管理方案能够显著改善患者生活质量。

现已明确患者术前潜在的肺部疾病增加了术后肺部并发症的概率。虽然哮喘患者接受全麻手术时发生并发症的概率很低，但是一旦发生，有些情况是致命的。并发症的产生与否取决于手术的类型、术中哮喘发作的严重程度以及麻醉的类型。现普遍认为，控制良好的哮喘并不是术后肺部并发症的危险因素；然而，哮喘控制不佳则是术后肺部并发症的明确危险因素。

因此，管理哮喘患者安全度过围术期的目的是实现哮喘良好的控制，以减少围术期并发症的发生。据一项研究表明，约 6.5% 的无症状哮喘患者在术中会出现支气管痉挛，而且有报道显示哮喘患者接受手术治疗的围术期发生支气管痉挛的概率为 1.7%。可能出现的并发症具有以下特点：最近出现过哮喘症状、最近使用抗哮喘药物、高龄以及最近曾在医院治疗哮喘。由于潜在的哮喘可能增加术后肺部并发症的风险，因此如果患者需要手术，我们可能面对如下情况：①支气管痉挛，可能通过仪器、药物、感染、吸入、创伤和麻醉苏醒诱发；②疼痛；③血液流变学变化；④康复运动延迟。全身麻醉术后常会出现气道受阻症状加重。尤其是吸烟和慢性阻塞性肺疾病患者术后出现并发症的风险更高。我们可以通过仔细的术前评估和围术期处理来减少这些并发症的发生。

哮喘的围术期管理包括以下内容：①适当控制气道高反应性；②检查是否存在术前感染；③麻醉的控制；④积极治疗急性发作。建议所有哮喘患者必须进行术前评估，以确定哮喘得到控制。

第三节　术前评估

拟接受非心肺手术的哮喘患者术前评估的目的是评估术中和术后肺部并发症的风险。术前评估应首先详细询问病史和进行细致的体格检查。评估日常生活和身体状态的活动水平非常重要；是否有感染的症状；是否是过敏体质；已知的诱发因素；目前使用的药物；是否现有哮喘症状；既往是否有手术和麻醉史以及其他任何合并症。

术前评估包括症状控制、不良预后风险及治疗问题。

症状控制的评估包括白天和夜间哮喘症状出现的频率、缓解药物使用频率及活动受限情况。症状控制不良致患者难以忍受是未来病情加重的危险因素。但是，即使哮喘症状控制良好，也需评估患者未来发作的风险、发生持续气流受限和药物不良反应的可能。根据患者症状控制的情况，可对患者进行哮喘严重程度分级、控制水平分级以及急性发作期分级。

病情分级：

1. 哮喘严重程度分级

主要用于治疗前或初始治疗时的严重程度判断，见表3-2。

表3-2　哮喘严重程度分级

分　　级	临床特点
间歇状态（第1级）	症状<每周1次 短暂出现 夜间哮喘症状<每月2次 FEV_1≥80%预计值或PEF≥80%个人最佳值，PEF或FEV_1变异率<20%
轻度持续（第2级）	症状≥每周1次，但<每天1次 可能影响活动和睡眠 FEV_1≥80%预计值或PEF≥80%个人最佳值，PEF或FEV_1变异率20%~30%
中度持续（第3级）	每天有症状 影响活动和睡眠 夜间哮喘症状≥每周1次 FEV_1 60%~79%预计值或PEF 60%~79%个人最佳值，PEF或FEV_1变异率>30% 每天有症状 频繁出现
重度持续（第4级）	经常出现夜间哮喘症状 体力活动受限 FEV_1<60%预计值或PEF<60%个人最佳值，PEF或FEV_1变异率>30%

FEV_1：一秒用力呼气容积（forced expiratory volume in one second，FEV_1），即吸气至肺总量位后1秒之内快速呼出气量。

2. 哮喘控制水平分级，可通过哮喘控制程度评估表进行评估，见表3-3。

表 3-3 哮喘控制程度评估表

控制内容	良好	一般	很差
症状发作程度	<2 天/周	>2 天/周	每天
夜间觉醒次数	<2 次/月	1~3 次/周	>4 次/周
正常的活动是否受限	未受限	轻度受限	严重受限
短效 β 受体激动剂使用量	<2 天/周	>2 天/周	多次/天
FEV$_1$ 或最大气量	>80% 的预测值/个人最大值	60%~80% 预测值/个人最大值	<60%预计值/个人最大值
ATAQ	0	1~2	3~4
ACQ	<0.75	>1.5	N/A
ACT	>20	16~19	<15

ACQ：哮喘控制问卷；ACT：哮喘控制测试；ATAQ：哮喘治疗评估问卷。

3. 哮喘急性发作时病情严重程度可通过哮喘急性发作时病情严重程度评估表进行评估，见表3-4。

表 3-4 哮喘急性发作时病情严重程度评估表

临床特点	轻度	中度	重度	危重
气短	步行，上楼时	稍事活动	休息时	
体位	可平卧	倾向坐位	端坐呼吸	
讲话方式	连续成句	单词	单字	不能讲话
精神状态	可有焦虑，尚安静	时有焦虑或烦躁	常有焦虑、烦躁	嗜睡或意识模糊
出汗	无	有	大汗淋漓	
呼吸频率	轻度增加	增加	常>30 次/分	
辅助呼吸机活动及三凹征	常无	可有	常有	胸腹矛盾运动
哮鸣音	散在，呼吸末期	响亮、弥漫	响亮、弥漫	减弱至无
脉率（次/分）	<100	100~120	>120	脉率变慢或不规则
奇脉	无，<10mmHg	可有，10~25 mmHg	常有，>25mmHg	无，提示呼吸肌疲劳

续　表

临床特点	轻度	中度	重度	危重
最初支气管扩张剂治疗后 PEF 占预计值或个人最佳值%	>80%	60%~80%	<60% 或 100L/min 或作用持续时间<2 小时	
PaO$_2$（未吸氧,mmHg）	正常	≥60	<60	<60
PaCO$_2$（mmHg）	<45	≤45	>45	>45
SaO$_2$（未吸氧,%）	>95	91~95	≤90	≤90
pH				降低

　　至关重要的是在手术前将无症状性哮喘和急性哮喘加以区分。要对现有哮喘表现的患者进行更详细的术前评估，以确定诱发因素和生理功能障碍的程度。术前确定患者是否存在手术应激过程中潜在的诱发因素是很重要的，因为诱发因素的识别是哮喘管理必不可少的。因此，医生应重点询问相关感染、过敏因素、不良刺激、情绪激动、天气变化、体力消耗的病史。如果患者存在急性支气管痉挛，应推迟手术，直到患者的支气管痉挛得到很好地控制，回到平稳状态后才能行手术治疗。可识别的未来发作危险因素包括：既往 1 年内>1 次的哮喘加重史、依从性差、吸入用药技术不正确、肺功能差、吸烟、外周血嗜酸性粒细胞增多。

　　体格检查应着重检查可能存在的急性支气管痉挛、活动性感染、慢性肺部疾病、右心衰竭的迹象。医生可以通过执行一个用力呼气时间（FET）的测试以明确患者是否存在呼气时间延长，如果 FET>6 秒合并 FEV$_1$/FVC 降低，则有必要做进一步检查。

　　除了病史和体检，术前评估也包括一些相关的实验室检查。虽然美国内科医师学会 2006 年的指南不建议医生常规使用术前肺功能用于预测术后肺部并发症的风险，也不应该被用来作为手术禁忌的首要因素。但是在术前不能确定哮喘患者是否处于最佳状态、气道受阻是否被很好控制时，肺功能检查还是很有必要的。

　　动脉血气分析也不是常规术前检查，对于严重哮喘患者，动脉血气分析和肺功能检查一般会有异常结果。但是，没有数据表明过度通气作为手术的危险因素。

2014 年 GINA 和 COPD 全球防治创议（GOLD）共同发布了哮喘和慢性阻塞性肺疾病重叠综合征（ACOS）的诊断和临床管理策略。ACOS 多见于老年人，兼有哮喘和 COPD 的特点。建议采用分段式诊断：首先确认存在的慢性气道疾病，将其分为哮喘、COPD 或 ACOS，通过肺功能测定证实，若必要时再行特殊检查。ACOS 比哮喘、COPD 更易加重，预后更差，应进行必要的检查加以证实。

初级治疗应保证具有哮喘特征的患者能够接受充分的控制性治疗，包括吸入性糖皮质激素（ICS），但不能单独使用吸入性长效 β 受体激动剂（LABA）；对具有 COPD 特征的患者给予适当的控制性治疗，包括应用支气管舒张剂或联合治疗，但不能长期单独使用吸入性糖皮质激素（ICS）。

第四节　术前及术后处理措施

哮喘控制评估完成后，术前目标就是确保患者可以自由喘息，峰值流量大于预测值的 80%。如果哮喘控制不佳，我们建议进行升阶梯治疗，必要时使用激素使哮喘控制在可接受水平。研究表明，皮质激素依赖型哮喘患者能以最小的并发症承受手术，其前提是它们具有最佳的术前临床评估单，术前获得氢化可的松治疗。相关研究显示，这类患者术后出现支气管痉挛、感染、肾上腺皮质功能不全和死亡的风险较低。

一、术前处理措施

1. 使用 β 受体激动剂治疗支气管痉挛

建议术前延续哮喘相关的药物治疗，包括 β 受体激动剂、吸入和全身性皮质激素。建议插管之前 30 分钟吸入短效 β 受体激动剂，并可以在手术后继续使用。常用的 β 受体激动剂见表 3-5。茶碱类药物应在术前晚停用。白三烯抑制剂有助于维持控制哮喘，但在急性期毫无益处。停药后 3 周药效终止。建议术日晨给药，术后可口服药物后恢复使用。

表 3-5　常用 β 受体激动剂

起效时间	作用维持时间	
	短效	长效
速效	沙丁胺醇吸入剂 特布他林吸入剂 非诺特罗吸入剂	福莫特罗吸入剂
缓效	沙丁胺醇口服剂 特布他林口服剂	沙美特罗吸入剂

2. 如果有发生哮喘并发症的风险，术前给予泼尼松（强的松）40~60mg/d。

3. 治疗任何感染。

4. 纠正任何液体或电解质紊乱。

5. 预防性使用色甘酸钠，以稳定肥大细胞的细胞膜，防止肥大细胞脱颗粒和由此引发的过敏反应介质的释放。

6. 胸部物理治疗。

7. 确定和管理其他合并症，诸如鼻炎、鼻窦炎、肥胖和胃-食管反流。各种合并症会加重呼吸症状，提高围术期风险。对于呼吸困难或用力时喘息患者还应区分运动诱发的支气管收缩和因肥胖或不适应引起的症状，或由其他情况如上气道功能障碍造成的后果。

8. 戒烟。

9. 对所有患者都应提供吸入技术训练，以保证用药有效性。鼓励患者提高应用药物的依从性，即使症状已不常发生也应如此。

围术期是否使用皮质激素取决于患者的具体情况。有学者发现，术前5天口服甲泼尼龙 40mg/d，能够减少气管插管后新发的喘息和难治性哮喘。糖皮质激素能够降低气道高反应性，通过抑制炎性细胞因子释放防止围术期的哮喘发作。其他的研究表明，β_2 肾上腺素能受体激动剂与皮质激素联合用药可提高术前肺功能，并能减少气管插管后喘鸣的发生。

有些学者建议在手术前 12 小时常规给予 1~2 倍剂量的全身性皮质激素，防止气管插管时出现支气管痉挛。该建议主要是保护已使用皮质激素但控制不佳、病情严重、激素依赖型哮喘患者。除非患者 6 个月以内已经使用全身性皮质激素 > 3 周、正经历大手术或应激状态，一般来说，治疗剂量的皮质激素引起的免疫抑制可能性不大。患者使用皮质激素治疗不到 3 周的情况下，引发肾上腺皮质功能不全的可能性也不大，所以围术期应继续给予平常剂量的皮质激素。如果患者原已服用泼尼松，剂量大于 20mg/d，时间超过 3 周或更长，这种情况常被推断 HPA 轴抑制，则可能需要在围术期增加皮质激素的剂量。建议在术后 24 小时给予应激剂量的皮质激素（氢化可的松 100mg，每 8 小时静脉注射 1 次），24 小时后逐渐减量。

二、术后处理

手术后的哮喘患者进行合理的术后处理是围术期管理的重要组成部分，并应采取必要措施，以减少这一时期的并发症。医生可依据 GINA 指南推荐的拔除气管插管的标准实施拔管。对于术中出现明显支气管痉挛的哮喘患者，术后仍然需要保留一段时间机械通气。

为了尽量减少哮喘患者术后并发症的风险，建议采取以下措施：充分镇痛、良好的支气管扩张剂治疗、刺激性肺功能检查和早期活动。尽量采用硬膜外麻醉与局部麻醉结合可以增加潮气量、肺活量和保留膈肌功能。如果患者拔管后出现通气困难，可以考虑给予无创正压通气辅助呼吸。

一旦患者手术结束，术后用药方案可以参考非手术哮喘患者的用药方案。

三、急性发作期的治疗

急性发作的治疗目的是尽快缓解气道阻塞，纠正低氧血症，恢复肺功能，预防病情进一步恶化或再次发作，防止并发症。一般根据病情的分级进行综合治疗。

1. 轻度

每日定时吸入糖皮质激素［200~500μg 二丙酸倍氯米松（BDP）］，出现症状时吸入短效 $β_2$ 受体激动剂，可间断吸入。效果不佳时可加用口服 $β_2$ 受体激动剂控释片或小剂量茶碱控释片（200mg/d）；或加用抗胆碱药，如异丙托溴铵气雾剂吸入。

2. 中度

吸入剂量一般为每日 500~1000μg BDP；规则吸入 β₂ 受体激动剂或联合抗胆碱药吸入或口服长效 β₂ 受体激动剂。亦可加用口服白三烯拮抗剂，若不能缓解，可持续雾化吸入 β₂ 受体激动剂（或联合用抗胆碱药吸入），或口服糖皮质激素（<60mg/d）。必要时可静脉注射氨茶碱。

3. 重度至危重度

持续雾化吸入 β₂ 受体激动剂，或合并抗胆碱药；或静脉滴注氨茶碱或沙丁胺醇。加用口服白三烯受体拮抗剂。静脉滴注糖皮质激素如琥珀酸氢化可的松或甲泼尼龙或地塞米松。待病情得到控制和缓解后（一般 3~5 天），改为口服给药。注意维持水、电解质平衡，纠正酸碱失衡，当 pH 值 <7.2 且合并代谢性酸中毒时，应适当补碱；可给予氧疗，如病情恶化、缺氧不能纠正时，进行无创通气或插管机械通气。若并发气胸，在胸腔引流气体下仍可机械通气。此外应预防下呼吸道感染等。

四、结论

哮喘的转归和预后因人而异，与正确的治疗方案关系密切。儿童哮喘通过积极而规范的治疗，临床控制率可达 95%。轻症容易恢复，病情重、气道反应性增高明显或伴有其他过敏性疾病不易控制。若长期发作而并发 COPD、肺源性心脏病者，预后不良。

虽然哮喘可能在围术期向医生提出挑战，但是得到良好控制的哮喘能够有效降低并发症的风险。在围术期的哮喘管理的关键是建立疾病控制感，并优化手术前的治疗。要减少并发症的风险，需要将围术期管理的理念贯穿于术前、术中和术后的各个阶段。

参 考 文 献

[1] Lazarus SC. Clinical practice. Emergency treatment of asthma[J]. N Engl J Med, 2010, 363：755-764.

[2] Boulet LP, FitzGerald JM, Reddel HK. The revised 2014 GINA strategy report：opportunities for change[J]. Curr Opin Pulm Med, 2015 Jan, 21 (1)：1-7.

［3］陈小东，金美玲. 支气管哮喘//陈灏珠，林果为. 实用内科学［M］. 第 13 版. 北京：人民卫生出版社，2012.

［4］Chen H, Gould MK, Blanc PD, et al. Asthma control, severity, and quality of life: quantifying the effect of uncontrolled disease［J］. J Allergy Clin Immunol, 2007, 120：396-402.

［5］Taylor DR, Bateman ED, Boulet LP, et al. A new perspective on concepts of asthma severity and control［J］. Eur Respir J, 2008, 32：545-554.

［6］Woods BD, Sladen RN. Perioperative considerations for the patient with asthma and bronchospasm［J］. Br J Anaesth, 2009, 103（Suppl 1）：i57-i65.

［7］Lawal I, Bakari AG. Reactive airway and anaesthesia: challenge to the anaesthetist and the way forward［J］. Afr Health Sci, 2009, 9：167-169.

［8］Yamakage M, Iwasaki S, Namiki A. Guideline oriented perioperative management of patients with bronchial asthma and chronic obstructive pulmonary disease［J］. J Anesth, 2008, 22：412-428.

［9］Qaseem A, Snow V, Fitterman N, et al. Risk assessment for and strategies to reduce perioperative pulmonary complications for patients undergoing noncardiothoracic surgery: a guideline from the American College of Physicians［J］. Ann Intern Med, 2006, 144：575-580.

［10］Nowak R, Corbridge T, Brenner B. Noninvasive ventilation［J］. J Allergy Clin Immunol, 2009, 124（2 Suppl）：S15-S18.

［11］韩传宝，周钦海，孙培莉，等. 哮喘患者围术期麻醉管理［J］. 临床麻醉学杂志, 2013, 29（8）：820-822.

［12］Michael F Lubin, Thomas F Dodson, Neil H Winawer. Medical Management of Surgical Patient［M］. 15th ed. London：Cambridge University Press, 2013.

第四章 急性呼吸窘迫综合征

第一节 概 述

一、定义

急性呼吸窘迫综合征（acute respiratory distress syndrome，ARDS）是在严重感染、休克、创伤及烧伤等非心源性疾病过程中，肺毛细血管内皮细胞和上皮细胞损伤，造成弥漫性肺间质及肺泡水肿，导致的急性低氧血症性呼吸衰竭，以肺容积减少、肺顺应性降低和严重通气/血流比例失调为主要表现的临床综合征。该病是由 Ashbaugh 等于 1967 年首先描述了一些关键特征，包括：①呼吸窘迫和呼吸急促；②严重低氧血症；③X 线胸片可见弥漫性肺泡浸润；④肺顺应性下降，在急性内科或外科疾病的环境下都可能发生。虽然这种描述性的定义缺乏特异性，但这包含了 ARDS 的基本概念：ARDS 是直接的（例如，胃内容物误吸）或间接（如败血症）原因造成的弥漫性肺损伤。为探寻临床医疗和科学研究的规范，广大医生尝试应用更严格的标准来定义 ARDS。穆雷等于 1988 年提出了 ARDS 的全面定义：肺损伤的程度、肺损伤的机制以及合并非肺部器官功能障碍。1994年的美国-欧洲共识会议委员会建议急性肺损伤（acute lung injury，ALI）和急性呼吸窘迫综合征简单的定义，只需要四个诊断标准：急性起病，$PaO_2/FiO_2 < 300mmHg$，双侧肺部浸润，无左心房高压。这些定义更易于应用在临床工作和研究方案中。Ranieri 等于 2012 年在柏林召开了会议，更新了 ARDS 的定义，是根据低氧血症的严重程度（由动脉氧分压与吸入氧浓度比）所定义的分类：轻度，200~300；中度，101~199；重度，<100。四个辅助诊断依据也被重新定义，即胸片严重性、肺顺应性、呼气末正

压、每分钟呼气量。由于已有的数据显示，这四个辅助变量（胸片严重性、肺顺应性、呼气末正压、每分钟呼气量）并不能预测死亡率，所以这些辅助变量并未包括在定义中。病情严重程度（轻度、中度和重度）与ARDS 的死亡率相关（分别为 27%、32% 和 45%），同时也和辅助机械通气下的存活率相关。与之前的定义相比，柏林会议的新定义能够更好地预测ARDS 死亡率，易于为临床所接受，也是现在通行的标准定义，见表 4-1。

表 4-1　ARDS 柏林定义

时间：已知临床发病或呼吸症状新发或加重后 1 周内

胸腔影像学改变：X 线或 CT 扫描示双肺致密影，并且胸腔积液、肺叶/肺塌陷或结节不能完全解释

肺水肿原因：无法用心力衰竭或体液超负荷完全解释的呼吸衰竭。如果不存在危险因素，则需要进行客观评估（例如超声心动图）以排除流体静力型水肿

氧合状态：

　轻度：$PaO_2/FiO_2 = 201 \sim 300mmHg$，且呼气末正压（PEEP）或持续气道正压（CPAP）$\leqslant 5cmH_2O$

　中度：$PaO_2/FiO_2 = 101 \sim 200mmHg$，且 $PEEP \geqslant 5cmH_2O$

　重度：$PaO_2/FiO_2 \leqslant 100mmHg$，且 $PEEP \geqslant 10cmH_2O$

　如果海拔高于 1000m，校正因子应计算为 $PaO_2/FiO_2 \times$（大气压力/760）

　　氧合指数（PaO_2/FiO_2）是 ARDS 的主要诊断依据之一，对于已经建立人工气道的患者，容易测定。但对于未建立人工气道的患者，有一定难度。即使应用面罩给予纯氧，测定结果也常有一定误差，分析时均应注意。

二、发病率

　　根据最近的研究显示，ARDS 的年发病率在 1.5 ~ 70 例/10 万。ARDS的发病率随着年龄的增加而增加。最低年龄段发病率在 15 ~ 19 岁（每 10万人 16 例/年），而发病率最高的年龄段是 75 ~ 84 岁（每 10 万人 306 例/年）。从更实际的角度来看，所有住 ICU 的患者中急性呼吸衰竭的占 11%，其中的 20% 符合 ALI 的诊断标准，因此，大约每 50 名住进 ICU 病房的患

者中就有 1 名患有 ARDS。

三、死亡率

　　早期 ARDS 患者的死亡率高达 50%，如此之高的死亡率对患者及家属造成严重打击，同时对重症医师也形成了明显的挫败感。虽然 1990 年以后 ARDS 死亡率有所改善，但是这些数据跨度很大，其可靠性还有待于进一步验证。最可喜的是一组 Milberg 报道的有关 900 例 ARDS 患者随访长达 11 年的队列研究，在同一家医院 ARDS 死亡率 1983～1989 年间是 67%，而 1990～1993 年间则下降到 41%。此外，还有 3 项报道显示，从 1992 年以来有 600 例 ARDS 患者死亡率在 41%～47%。最近美国有一项大规模前瞻性队列研究显示，急性肺损伤患者的住院死亡率在 38.5%，这一结果更加印证了 ARDS 死亡率不断改善的可信度。如果急性呼吸窘迫综合征的死亡率正在改善，那么可能是什么原因呢？大多数 ARDS 死亡患者是由于非肺部原因造成的，脓毒症和非肺部器官衰竭大于 80%。因此，ARDS 死亡率改善可能归功于对脓毒症和感染患者的抗感染治疗以及对多器官衰竭患者的支持治疗。

　　比知道总体死亡率更重要的是了解 ARDS 致死性高危因素有哪些，如果明确了风险因素，则可以据此判断具体患者的预后和识别 ARDS 亚群，这样就可能为这些 ARDS 亚群患者提出新的或针对性的治疗措施。与发展为 ARDS 的危险因素类似，导致 ARDS 患者的死亡的主要危险因素是非肺源性的，原发的肺源性因素只占少数情况，其中肺源性特异性危险因素很少，见表 4-2。

表 4-2　肺源性和非肺源性 ARDS 致死性危险因素

非肺源性因素	肺源性因素
高龄	肺无效腔增加
脓毒症	肺静态顺应性降低
非肺器官衰竭	
已有的肝脏疾病或肝硬化	
长期酗酒	

续　表

非肺源性因素	肺源性因素
ISS 和 APACHE Ⅱ高评分	
免疫功能低下	

　　ARDS 患者死亡的首要的危险因素是高龄，一项研究表明，ARDS 死亡率在 15~19 岁人群中最低（24%），如果患者年龄达到 85 岁以上，则死亡率会上升到 60%。已有多项研究支持了这种关系。

　　不同的医疗条件下，患者发展成 ARDS 的风险不尽相同。脓毒症仍然是高致死性 ARDS 最重要的相关疾病。与此相反，手术和创伤造成的 ARDS 具有明显更高的存活率，这一点尤其多见于那些没有直接肺损伤的患者。例如，Milberg 等报道：在所有 ARDS 患者中死亡率为 40%，但在创伤造成的 ARDS 患者中只有 28% 的死亡率。

　　合并非肺器官衰竭的严重性是 ARDS 患者死亡率的强危险因素。在几项研究中，死亡者合并非肺器官衰竭的均数是幸存者的两倍。Doyle 等发现，在 123 例 ALI/ARDS 患者的任何非肺器官衰竭的存在最能预测死亡率。同样，整体增加的全身性疾病也和 ARDS 的死亡相关。例如，Luhr 等报道 ARDS 的死亡率与 APACHE Ⅱ 评分增加相关；APACHE Ⅱ 评分和 90 天内 ARDS 死亡率存在的关系是：10 分有 10% 死亡率，而 40 分则有 90% 的死亡率。由此可知，系统性炎症因子、非肺源性器官功能障碍可能标志着全身性损伤的严重程度，同时也是死亡率的有效预测值。

　　除了已有的脏器衰竭外，ARDS 患者预先存在的器官功能障碍也是死亡率增加的危险因素。特别是慢性肝病和肝硬化显著与不良预后相关。Monchi 等发现在 200 例 ARDS 患者中合并肝硬化的死亡率比其他危险因子高 5 倍。Moss 等研究发现，肝功能正常的 ARDS 患者的康复能力是既往酗酒 ARDS 患者的 1.5 倍，其中肝脏功能在 ARDS 的恢复过程中具体的保护和恢复机制尚不明确。然而，脓毒症动物模型中显示，如果合并有肝损伤者，则会明显增加肺泡炎症浸润性肺损伤。最后，其他慢性疾病都和 ARDS 死亡率升高相关，最值得注意的是慢性免疫抑制和慢性肾脏疾病。

　　急性肺损伤和急性呼吸窘迫综合征的主要区别是低氧血症的严重程度不同。ALI 和 ARDS 患者早期的低氧程度对预后的判断价值有限。Luhrt 通过 1200 例急性呼吸衰竭的研究显示，ALI 和 ARDS 的死亡率同为 40%。Doyle 等还发现虽然两组肺损伤患者的氧合不同（ALI：PaO_2/FiO_2 150~299；ARDS：$PaO_2/FiO_2 < 150$），但是两组的死亡率没有差异。此外，处理肺损伤和低氧血症的其他措施，包括呼气末正压通气使用的水平、呼吸顺应性、X 线胸片所见肺泡浸润的程度和肺损伤评分（所有这些变量的组合），对于预测 ARDS 的死亡率价值不大。

另一方面，对相关数据进一步分析显示，ALI 发展为 ARDS 的患者死亡率（41.1%）比 ALI 没有进展为 ARDS 的患者高（28.6%）。因此，医生并不能通过早期的相关参数判断肺损伤患者的严重程度和预后，而是更依靠非肺源性危险因素以及低氧血症随时间进展情况。

虽然呼吸参数通常在 ARDS 危险分层方面没有太大作用，但是肺无效腔增加和肺顺应性降低可能是死亡率的独立预测因子。肺无效腔是不参与肺动脉循环进行气体交换的区域。因此，肺无效腔增加会导致肺通气不足和二氧化碳分压增加。肺无效腔增加是 ARDS 的一个公认的特征，但也可能是弥漫性肺血管损伤和微血栓的结果。Nuckton 等最早研究肺无效腔和 ARDS 死亡率之间的关系，在 179 例 ARDS 患者中，肺无效腔的增加和死亡率相关，死亡患者比幸存患者的肺无效腔多 18%。ARDS 导致的肺水肿和表面活性成分减少，造成肺顺应性降低，提示"肺僵硬"。Nuckton 等对于肺无效腔的研究中还测量了潮气量限定的前提下肺静态顺应性，提示虽然 ARDS 患者中肺的顺应性有轻微的降低，但是却显著增加 ARDS 患者的死亡率。尽管还需要进一步的研究来证实这些结果，但是该研究提出了不同的呼吸顺应性测量方法，或许能预测 ARDS 死亡率的另一项危险因素。

四、相关的临床疾病和危险因素

ARDS 发病是急性刺激因素触发肺损伤所致，不是由慢性、潜在疾病恶化所造成。通常在 24 小时内发生，其发病年龄相对较轻，平均年龄 49 岁±2 岁，男女之比为 3：2。脓毒血症和多发性创伤是 ARDS 为最常见病因，占 40%~60%，其中多发性创伤占 20%~35%。高龄患者发生 ARDS 的危险性更大。

1. 直接损伤

误吸、溺水、吸入毒气或烟雾、肺挫伤、呼吸道烧伤、肺部感染，机械通气引起的肺损伤，如用呼吸机吸入纯氧和高浓度氧。

2. 间接损伤

严重休克，严重感染，特别是革兰染色阴性杆菌败血症所致的感染性休克，如急性梗阻性化脓性胆管炎、大面积烧伤等脓毒血症引起的休克。由各种严重损伤（包括创伤、感染等）引起全身广泛性炎症反应的一种临床过程，称炎性反应综合征（SIRS）。大量输库存血。体外循环术后和大手术后。另外多器官功能衰竭发生率最高。

我国的一项研究表明，感染是 ARDS 最常见的原因。单纯菌血症引起 ARDS 的发病率并不高，仅为 4% 左右，但严重脓毒血症合并 ARDS 者可高达 35%~45%，上海 ARDS 协作组的研究表明，最常见的 ARDS 病因为肺炎（34.3%）和脓毒血症（30.6%）。多脏器功能衰竭占死因的 59.5%。相比之下，普通手术造成的 ARDS 病例占 8%~35%。

特定的诱发因素形成特别的高风险。一经诊断脓毒症，往往导致 ARDS 的发生，一系列报道指出，有高达 40% 的脓毒症病例最终发展成 ALI/ARDS，与此相对应的是，只有 25% 的手术和外伤患者（包括腹部外伤、多发性骨折、肺挫伤、溺水、大量输血）最终形成 ARDS。不同手术形成的急性呼吸窘迫综合征的风险差别也很大。例如，11% 的多发骨折可能会并发 ARDS；溺水是 30%；外伤后多次输血是 40%。此外，如果患者存在多种高危险因素，那么最终形成急性呼吸窘迫综合征的风险显著增加，例如，普通创伤患者如果合并脓毒症，则最终发展为 ARDS 的概率将从 25% 增加到 56%。

除了潜在的临床病症，还有其他的临床变量可用于预测急性呼吸窘迫综合征的发生。

年龄是一个明显的危险因素。一项队列研究显示，急性呼吸窘迫综合征患者的发病率，年龄低于 30 岁的为 18%，然而如果患者年龄超过 60 岁，发病率则是 33% 以上。

长期酗酒也是一个独立危险因素。一项队列研究显示，脓毒症发展成 ARDS 的发病率，无酒精滥用史者为 20%，有酒精滥用史者为 52%。而其中的主要原因尚未明确，考虑到肝脏的几个宿主防御机制、慢性肝病和急性呼吸窘迫综合征死亡率之间有明确联系，目前认为隐匿性肝功能障碍是一个合理的解释。

重大疾病的严重程度也和急性呼吸窘迫综合征有关。相关研究表明，在 175 例创伤患者中 ARDS 的发生率与 APACHE（acute physiology and chronic health evaluation）Ⅱ评分表的估值相关，得分高于 16 比得分低于 16 的患者危险性增加了 2.5 倍。同样，Hudson 等研究显示，创伤患者 ARDS 发生率依据 APACHE Ⅱ评分而不同，小于 9 分者为 13%，大于 20 分者为 41%。

第二节　发病机制及病理分期

一、早期（水肿和出血期）

急性呼吸窘迫综合征的自然病程通常包括三个阶段，每个阶段有特征性的临床和病理特点。早期通常为 1~7 天。该阶段的临床表现是暴露于 ARDS 危险因素后的呼吸道症状的发作。尽管症状的发作通常是迅速的，但是一般都有 12~36 小时潜伏期，症状可能在 5~7 天后出现。一般初始症状都是非特异性的，包括呼吸困难、呼吸急促，并最终表现为呼吸无力。实验室检查一般都没有明确的阳性结果，但动脉血气分析可能提示 PaO_2/FiO_2 的比率小于 300mmHg（ALI）和 200mmHg（ARDS）。普通胸片通常可见轻度斑片状阴影。虽然这些影像学表现明显，但它们还不是 ARDS 的特异性表现，而且很难与其他常见疾病尤其是心源性肺水肿相鉴别。由于 ARDS 的早期表现都是非特异性的，所以应该进行必要的鉴别诊断：充血性心脏衰竭、弥漫性肺部感染、毒品损伤（如可卡因，海洛因）和弥漫性肺泡出血。比较少见但很重要的其他疾病还有急性肺间质性疾病（如急性嗜酸细胞性肺炎、急性间质性肺炎、隐源性机化性肺炎）、急性免疫损伤（如狼疮性肺炎、过敏性肺炎、肺出血肾炎综合征）和神经性肺水肿。

在组织学上，在渗出期的标志是的弥漫性肺泡损害。其特征包括肺泡毛细血管内皮细胞和肺泡上皮细胞（Ⅰ型肺泡细胞）变性，导致正常的肺泡屏障受损，液体和大分子丢失。其结果造成促炎介质，包括白介素-1、白介素-8 和肿瘤坏死因子大量释放，导致蛋白性水肿的加剧（图 4-1）。此外，浓缩浆蛋白聚合细胞杂质以及丧失功能的肺泡表面活性物质，形成肺泡透明膜，这是该期最具特征性的病理改变。肺泡水肿主要累及肺实质部分，从而导致明显的肺大疱和肺不张。这种病理生理学机制的主要结果是显著降低肺顺应性，增加肺内分流和低氧血症。急性呼吸窘迫综合征可经由肺泡上皮细胞和（或）内皮细胞损伤引发，但是如何进一步引发广泛肺损伤，其复杂的机制还不得而知。

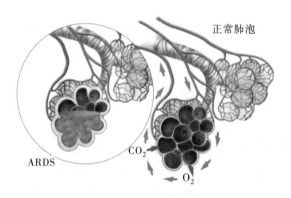

图 4-1　ARDS 肺水肿形成

除了肺泡损伤，ARDS 早期还会出现由微血栓及纤维细胞增殖导致的肺血管闭塞。这些肺血管损伤引发中度至重度的肺动脉高压。而且，肺动脉血液流向肺通气部分，导致肺无效腔的增加，这就可能是 ARDS 早期即出现高碳酸血症的原因。

二、中期（机化和修复期）

ARDS 中期或机化和修复期病程一般为 7~21 天。组织学上，它标志着肺修复与肺泡渗出物的组织化以及从中性粒细胞为主到以淋巴细胞浸润为主的变化。另外，沿着肺泡基底膜的 II 型肺泡细胞增殖有利于合成新的表面活性剂，并分化成为新的 I 型肺泡细胞。中期也是 ARDS 患者临床开始迅速复原的时机，但是，一些患者仍然存在进行性肺损伤，并最终发展为肺纤维化。如何进展为纤维化的机制尚不清楚，但是 ARDS 早期患者肺泡中出现的肺纤维化的标志物——Ⅲ型前胶原肽则与病程延长、死亡率增加密切相关。

三、后期（纤维化期）

尽管多数 ARDS 患者的肺功能恢复良好，但是仍有少数患者经过 3~4 周后进入纤维化期。该期的特征是从肺泡分泌物到广泛的肺小管和肺间质纤维化的转变。这些纤维化改变了肺泡结构，导致了气肿样损害和大疱形成，并且出现肺血管床、内膜纤维增生、血管闭塞和肺动脉高压。这些病理变化增加气胸风险、降低肺顺应性、增加了肺无效腔。患者在这个阶段常需持续吸氧和（或）辅助通气支持。早期肺纤维化和 ARDS 患者的死亡率呈正相关。

第三节　处理措施

一、基本原则

需要强调的是针对肺损伤的特殊治疗还未经证明有效。因此，ARDS 治疗的总原则是通过支持治疗维持患者度过危险期而身体得以缓慢恢复。这就需要对患者进行最佳的整体医疗和护理，尤其应注意以下几点：

1. 对引发 ARDS 的高危诱发因素（败血症、肺炎和外伤）及时识别和治疗。
2. 处理现存的发热和感染。
3. 缩短病程、减少并发症。
4. 保证足够的营养。
5. 针对性预防血栓、胃肠道出血和中心静脉感染。

其次是提供保护性肺通气策略与低潮气量通气。当患者出现顽固性低氧血症时，医生应当尽早为患者提供现有条件下的最佳治疗措施。本节将集中深入讨论这些管理原则。

二、机械通气

机械通气是在呼吸机的帮助下，以维持气道通畅、改善通气和氧合、防止机体缺氧和二氧化碳蓄积，为使机体有可能度过基础疾病所致的呼吸功能衰竭，为治疗基础疾病创造条件。机械通气是利用机械装置来代替、控制或改变自主呼吸运动的一种通气方式。

（一）适应证及禁忌证

机械通气适用于脑部外伤、感染、脑血管意外及中毒等所致中枢性呼吸衰竭；支气管、肺部疾患所致周围性呼吸衰竭；呼吸肌无力或麻痹状态；胸部外伤或肺部、心脏手术；心肺复苏等。

机械通气是治疗呼吸衰竭和危重患者呼吸支持最为有效的手段。为抢救患者生命，以下禁忌证是相对的。

1. 张力性气胸或纵隔气肿（未引流前）。
2. 肺大疱和肺囊肿。
3. 活动性大咯血（已有呼吸衰竭或窒息表现者除外）。
4. 低血压（未经治疗前）。
5. 食管-气管瘘等。

（二）撤机指征

1. 患者一般情况良好，病情稳定，感染控制，循环稳定，营养状况良好。
2. 呼吸功能改善，自主呼吸增强经常发生人机对抗，患者自主排痰能力增强，吸痰时停机无呼吸困难、发绀及二氧化碳潴留，循环稳定，降低呼吸机参数自主呼吸能代偿。
3. 吸气肌力量足以克服气道和胸肺的阻力（最大吸气压 ≥ $-20cmH_2O$）。
4. 有一定的储备肺功能（VT>5ml/kg，肺活量>10ml/kg）。
5. 经鼻导管吸氧的情况下，动脉血气 pH>7.3，PaO_2>60mmHg。

（三）并发症

1. 气压性损伤

在用呼吸机时由于压力过高或持续时间较长，可因肺泡破裂致不同程度气压伤，如间质性气肿、纵隔气肿、自发性气胸或张力性气胸。预防办法为尽量以较低压力维持血气在正常范围，流量不要过大。

2. 持续的高气道压尤其高呼气末正压（PEEP）可影响回心血量。使心搏出量减少，内脏血流量灌注减少。

3. 呼吸道感染

气管插管本身可将上气道的正常菌群带入下气道造成感染，污染的吸痰管、器械，不清洁的手等均可将病原菌带入下呼吸道。病原菌多是耐药性和毒性非常强的杆菌、链球菌或其他革兰阴性杆菌。当发生感染时应使用抗生素。预防方面最重要的是无菌操作，预防性使用抗生素并不能降低或延缓感染的发生，反而会导致多种耐抗生素的菌株感染。

4. 喉损伤

是最重要的并发症，插管超过 72 小时即可发生轻度水肿，可静脉滴注或局部雾化吸入皮质激素，重者插管困难时可行气管切开。

（四）注意事项

1. 尚未补足血容量的失血性休克及未经胸腔闭式引流的气胸等，应暂缓使用呼吸机。

2. 呼吸机的操作者应熟练掌握机械性能、使用方法、故障排除等，以免影响治疗效果或损坏机器。

3. 使用呼吸机的患者应有专人监视、护理，按时填写机械通气治疗记录单。

4. 病室每天以 1%~2% 过氧乙酸喷雾消毒，或紫外线灯照射 1~2 次。

5. 呼吸机应有专人负责管理，定期维修、保养。使用前后，呼吸机的外部管道、呼吸活瓣、雾化装置等每 2~3 天更换消毒 1 次。

机械通气从仅为肺脏通气功能的支持治疗开始，经过多年来医学理论的发展及呼吸机技术的进步，已经成为涉及气体交换、呼吸做功、肺损伤、胸腔内器官压力及容积环境、循环功能等，可产生多方面影响的重要干预措施，并主要通过提高氧输送、肺脏保护、改善内环境等途径成为治疗多器官功能不全综合征的重要治疗手段。

三、呼吸机相关性肺损伤

虽然机械通气可以有效防止急性低氧性死亡，但是机械通气也可能加重肺损伤。Webb 等通过观察大鼠在机械通气下高气道压和潮气量下肺泡水肿和细胞损伤，证明了高潮气量机械通气的潜在危害。另一项研究显示通过躯干束带装置作用于大鼠，在限制胸壁活动和潮气量的同时增加气道压力，巧妙的证明了肺泡损伤的原因是高潮气量而不是高气道压力。然而，诱发高潮气量通气所致的肺泡水肿和肺损伤可以完全通过应用呼气末正压（PEEP）阻止。据此可以明确，至少在几个动物模型中，呼吸机所致的肺损伤需要两个过程：肺泡反复过度膨胀、肺泡反复萎陷。

如上所述，急性呼吸窘迫综合征是一种呼吸储备区的异质化过程。因此，ARDS 患者出现呼吸机相关性肺损伤多见于肺部"正常"的领域，这是因为这些相对正常的部分优先过度扩张而受伤。事实上，在急性肺损伤的动物模型，高潮气量通气导致额外的协同性肺泡损伤。根据这些动物试验结果，有关 ARDS 患者机械通气的两个理论应运而生：第一是给予 ARDS 患者较低潮气量的机械通气时，可能会减少呼吸机相关性肺损伤，从而改善临床结果，即所谓的保护性肺通气策略。第二是预防肺泡萎陷，在呼气末加入 PEEP 也可能降低呼吸机引起的肺损伤，即所谓的"开肺"理论。

四、低潮气量/肺保护性通气

随着研究的深入，人们认识到机械通气治疗虽然有助于氧合，有效改善 ARDS 患者的低氧血症，但也可以因正压通气的作用和肺泡反复萎陷/复张产生的剪切力而进一步加重肺的损伤，即呼吸机相关性肺损伤（ventila-torinduced lung injury，VILI），故而提出了肺保护性通气概念。应予以注意的是，过低的潮气量和过高的潮气量一样会增加 ARDS 患者的病死率，因为采用过低的小潮气量通气必然要应用较大剂量的镇静剂和麻醉剂，这反而有可能加重肺损伤并严重影响机体代谢而造成不良后果。因此根据患者病情的特点选择适当水平的小潮气量通气（6~8ml/kg），对防止容积性损伤和平台压过高引起气压伤具有积极的意义。

虽然低潮气量通气理论上可以降低持续的肺损伤，与此策略相关的主要风险是呼吸性酸中毒和较低的平均气道压力，从而可能导致肺泡萎陷和低氧血症。一些临床试验研究显示，ARDS 患者死亡率在接受高潮气量和小潮气量通气的患者相同。而且，两组患者的 ICU 住院时间也无明显差异。重要的是，低潮气量通气患者与常规潮气量患者相比，具有显著较高的 $PaCO_2$ 值（所谓的"许可碳酸血症"）和较低的 pH 值。虽然这些数据在提倡保护性肺通气早期还持怀疑态度，但是随后的研究已经取得了良好的结果，见表 4-3。

表 4-3　急性呼吸窘迫综合征（ARDS）低潮气量通气下患者生存的改善

临床变量	低潮气量（6cm^3/kg）	高潮气量（12cm^3/kg）
死亡率（%）	31	40
住院 28 天脱机率（%）	66	55

低潮气量机械通气（6cm^3/kg）策略显著降低了 ARDS 患者的死亡率，并有利于患者更早的脱离机械通气。

五、呼气末正压通气可防止肺泡萎陷

急性呼吸窘迫综合征患者会出现肺间质液以及表面活性剂的减少可以显著降低肺顺应性。因此，只有提高呼气末压，才能避免呼气末肺泡萎陷和肺内分流增加导致的氧合能力下降。重复肺泡萎陷也可能导致呼吸机相关性肺损伤，这种现象称"肺萎陷损伤"。呼气末正压（positive end expiratory pressure，PEEP）在 ARDS 的机械通气治疗中可促进氧合、防止呼气末肺泡萎陷、抑制炎性介质释放。通过描记压力-容积曲线（P-V curve）判断低位拐点（lower inflexion point，LIP）的方法被认为是选择最佳 PEEP 水平的有效手段，但是对于肺损伤部位不均或肺实变范围较大的 ARDS 患者则可能描记不出 LIP。另外，较高水平的 PEEP 还可能对以肺大面积实变为主要改变的肺内源性 ARDS 疗效较差。

高 PEEP 可能对患者的其他方面产生严重损害。首先，高水平 PEEP 可能会导致肺泡内压超过肺毛细血管压，形成无效腔，间接增加肺血流量，这可能导致低氧血症和高碳酸血症。其次，过高的肺泡膨胀压可能会加剧呼吸机相关性肺损伤。最后，增加胸腔内压力会降低心脏前负荷，从而导致全身血压和重要器官灌注下降。

六、最佳 PEEP

肺泡膨胀的程度是由肺泡和它直接接触的胸膜腔压力梯度来决定的。在呼气末，当胸腔压力高于肺泡内压力时肺泡就会塌陷，这时就相当于 PEEP 的临界值。因此，最理想的 PEEP 可以被定义为 PEEP 得以克服胸腔压力所需的最低量。实际上，最佳 PEEP 是大于胸腔压力 $1\sim2cmH_2O$。

由于胸腔积液、腹压升高、体位变动以及胸壁弹性变化，所以预测胸腔压力是很困难的。而且，胸腔压力很难直接测量，一般情况下只能通过食管压力间接估算，这种情况下仍然需要排除胸内脏器等其他器官的压力。实际上，临床大多数情况下胸腔压力不需要测量，有经验的医生通常根据经验用最小化的 FiO_2 和最大限度 PaO_2 来设定 PEEP，以防止呼气末明显的肺泡萎陷。目前，大多数呼吸机能够构建一个压力-体积曲线用于辅助呼吸，曲线上的低拐点表示肺泡张开，在这一点上的压力是"最佳PEEP"。因此，呼气末正压通气到所述静态的压力-体积曲线上低位拐点可能会改善氧合，并最大限度地减少肺损害。目前，这个理论被称为"开肺"假说，在急性呼吸窘迫综合征的静压-容积曲线上的低位拐点通常为 $12\sim15cmH_2O$。

七、液体管理

肺血管通透性增加和肺泡富蛋白性水肿是 ARDS 特征。左心房压力增加会导致 ARDS 患者肺部血管外液体的急剧增加。因此，维持一个正常或偏低的左心房充盈压可以减少肺水肿，改善动脉氧合和肺顺应性。一项有关液体管理的限制与不限的随机临床试验显示：限制液体量组和不限组相比，两组虽然在 60 天后死亡率没有明显差异，但是前者能够显著改善肺和中枢神经系统的功能，减小镇静剂使用量、机械通气及 ICU 住院时间，而且这些益处并没有增加非肺器官衰竭或休克的次数。因此，如果没有血流动力学和肾脏禁忌，减少左心房充盈压是治疗 ARDS 患者的一个重要方面。

八、镇静剂

ARDS 患者在低潮气量和高碳酸血症的机械通气下，如果没有足够的镇静，则患者常因这种驱动型呼吸而难以耐受。机械通气患者应考虑使用镇静、镇痛剂，以缓解焦虑、躁动、疼痛，减少过度的氧耗。其他理论上的益处包括减少氧耗、稳定的 PEEP 需求从而减少肺泡损伤，以及更精确的潮气量以降低呼吸机相关性肺损伤。合适的镇静状态、适当的镇痛是保证患者安全和舒适的基本环节。机械通气时应用镇静剂应先制定镇静方案，包括镇静目标和评估镇静效果的标准，根据镇静目标水平来调整镇静剂的剂量。临床研究中常用 Ramsay 评分来评估镇静深度、制定镇静计划，以 Ramsay 评分 3~4 分作为镇静目标。每天均需中断或减少镇静药物剂量直到患者清醒，以判断患者的镇静程度和意识状态。研究显示，与持续镇静相比，每天间断镇静患者的机械通气时间、ICU 住院时间和总住院时间均明显缩短，气管切开率、镇静剂的用量及医疗费用均有所下降。因此，对机械通气的 ARDS 患者应用镇静剂时应先制定镇静方案，并实施每日唤醒。

危重患者应用肌松剂后可能延长机械通气时间，导致肺泡塌陷和增加呼吸机相关性肺炎发生率，并可能延长住院时间。机械通气的 ARDS 患者应尽量避免使用肌松药物。如确有必要使用肌松药物，应监测肌松水平以指导用药剂量，以预防膈肌功能不全和呼吸机相关性肺炎的发生。

九、顽固性低氧血症的治疗

1. 肺复张策略（recruitment maneuver，RM）

肺复张策略在促进肺泡复张、进行控制性肺开放、改善通气/血流比值、改善氧合等方面具有积极的意义。目前应用于临床的 RM 方法主要包括高频通气（high frequency ventilation，HFV）、高水平 PEEP、控制性高平台压和间断大潮气通气等。但是应注意的是肺复张手法对 ARDS 早期、呼吸系统顺应性尚好的患者较为有效，对重症 ARDS 或合并有其他脏器功能不全、循环系统不稳定、呼吸系统顺应性差的患者应用 RM 应格外慎重，而且 RM 对体循环系统有很大的影响，患者需进行较深的镇静或麻醉，这都可能会带来相关的副作用。

充分复张 ARDS 塌陷肺泡是纠正低氧血症和保证 PEEP 效应的重要手段。为限制气道平台压而被迫采取的小潮气量通气往往不利于 ARDS 塌陷肺泡的膨胀，而 PEEP 维持肺复张的效应依赖于吸气期肺泡的膨胀程度。目前临床常用的肺复张方法包括控制性肺膨胀、PEEP 递增法及压力控制法（PCV 法）。其中实施控制性肺膨胀采用恒压通气方式，推荐吸气压为 $30 \sim 45 cmH_2O$、持续时间 $30 \sim 40$ 秒。临床研究证实肺复张手法能有效地促进塌陷肺泡复张，改善氧合，降低肺内分流。一项 RCT 研究显示，与常规潮气量通气比较，采用肺复张手法合并小潮气量通气，可明显改善 ARDS 患者的预后。然而，ARDS 协作网对肺复张方法的研究显示，肺复张方法并不能改善氧合，试验也因此而中断。有学者认为，得到阴性结果可能与复张的压力和时间不够有关。肺复张方法的效应受多种因素影响。实施肺复张的压力和时间设定对肺复张的效应有明显影响，不同肺复张方法效应也不尽相同。另外，ARDS 病因不同，对肺复张方法的反应也不同，一般认为，肺外源性的 ARDS 对肺复张方法的反应优于肺内源性的 ARDS；ARDS 病程也影响肺复张方法的效应，早期 ARDS 肺复张效果较好。值得注意的是，肺复张能影响患者的循环状态，实施过程中应密切监测。

2. 俯卧位机械通气

1974 年，Bryan 假设将机械通气的 ARDS 患者换成俯卧位将改善肺不张、增加腹侧肺段的血流量，并由此改善通气和灌注比。不久之后，几项系列研究展现出了令人鼓舞的结果：俯卧后 2 小时内动脉氧合改善，近 80% 患者的动脉血氧分压升高 $50 \sim 60 mmHg$。当患者改为仰卧时，PaO_2 将再次下降，如果再换作俯卧时，PaO_2 又可重现上升趋势。尽管学者们试图探明其中机制，但仍不清楚为何俯卧位能改善氧合。下面列出了几个可能的原因：①萎陷的肺泡通过这个动作复张，减少了肺内分流，改善肺内通气/血流比值；②增加了气道分泌物的体位引流；③促进肺内液体移动，降低胸腔内压力梯度。一项随机研究采用每天 7 小时俯卧位通气，连续 7 天，结果表明俯卧位通气明显改善 ARDS 患者氧合，但对病死率无明显影响。然而，若依据 PaO_2/FiO_2 对患者进行分层分析结果显示，$PaO_2/FiO_2 <$ 88mmHg 的患者俯卧位通气后病死率明显降低。此外，依据简化急性生理评分（SAPS）Ⅱ进行分层分析显示，SAPSⅡ>49 分的患者采用俯卧位通气后病死率显著降低。最近，另外一项每天 20 小时俯卧位通气的 RCT 研究显示，俯卧位通气有降低严重低氧血症患者病死率的趋势。可见，对于常规机械通气治疗无效的重度 ARDS 患者，可考虑采用俯卧位通气。严重的低血压、室性心律失常、颜面部创伤及未处理的不稳定性骨折为俯卧位通气的相对禁忌证。当然，体位改变过程中可能发生如气管插管及中心静脉导管意外脱落等并发症，需要予以预防，但严重并发症并不常见。因此，常规机械通气治疗无效的重度 ARDS 患者，若无禁忌证，可考虑采用俯卧位通气。常规仰卧位机械通气疗效不佳的 ARDS 患者采用俯卧位通气后氧合指数可能会在一定程度上得到改善。

3. 吸入血管扩张剂

ARDS 患者病理变化过程中常有缺氧性肺血管收缩和肺微循环血栓闭塞造成的肺动脉高压、右心室衰竭，这也是 ARDS 高死亡率的原因之一。通过吸入性肺小动脉扩张剂有助于遏制右心功能不全引起的顽固性缺氧性肺血管收缩形成的通气/灌注分离。有些吸入性血管扩张剂，如前列环素（PGI_2）展现出更多的益处，包括抑制血小板聚集和抗炎特性。常用的吸入血管舒张剂是一氧化氮（NO）和前列醇（PGI_2 类似物），具有类似提高 ARDS 患者动脉血氧分压、降低的肺动脉压作用。

NO 吸入可促进肺泡周围毛细血管的扩张，改善局部氧气弥散状况，而且 NO 分布于肺内通气良好的区域，可扩张该区域的肺血管，显著降低肺动脉压，减少肺内分流，改善通气/血流比例失调，并且可减少肺水肿形成。临床研究显示，NO 吸入可使约 60% 的 ARDS 患者氧合改善，同时肺动脉压、肺内分流明显下降，但对平均动脉压和心排出量无明显影响。但是氧合改善效果也仅限于开始 NO 吸入治疗的 24~48 小时内。两个 RCT 研究证实 NO 吸入并不能改善 ARDS 的病死率。而且，肺动脉血管扩张也有潜在风险。例如，如果患者有左心病变，增加肺动脉血流可导致增加左心室前负荷和诱发急性充血性心力衰竭。该药的替代剂，吸入 PGI_2 类似物具有类似生理改善与成本降低，因此，吸入 NO 不宜作为 ARDS 的常规治疗手段，仅在一般治疗无效的严重低氧血症时可考虑应用。

4. 高频振荡通气（HFOV）

HFOV 是指通过很高的呼吸频率换气（每秒5~20次），潮气量可以低至1~2ml/kg 和高平均气道压力可以保持，提供肺保护通气的同时防止肺泡萎陷。早期成人 ARDS 患者试验显示，HFOV 可以改善气体交换，但患者死亡率并没有改善。一项荟萃分析统计了 8 项随机临床试验（419 例），发现 ARDS 患者经 HFOV，其死亡率和顽固性低氧血症的治疗失败率显著降低。与此结论相反的两个多中心随机临床试验显示，高频振荡通气和低潮气量通气的常规策略没有什么不同。其中一项试验中因为 HFOV 组中患者死亡率增加而中止实验。因此，HFOV 还不能作为常规技术应用于 ARDS 患者的救治。

5. 体外膜氧合技术（ECMO）

类似于 HFOV，体外膜氧合技术（ECMO）是另一项针对难治性低氧血症的非常规措施，需要更高的专业技术。ECMO 建立体外循环后可减轻肺负担、有利于肺功能恢复。体外膜氧合技术为提高新生儿 ARDS 患者的生存率提供了一项新技术，但是该项技术还不能证实会对成年 ARDS 产生相应效果。非对照临床研究提示，严重的 ARDS 患者应用 ECMO 后存活率为46%~66%。但 RCT 研究显示，ECMO 并不改善 ARDS 患者预后。随着 ECMO 技术的改进，需要进一步的大规模研究结果来证实 ECMO 在 ARDS 治疗中的地位。

十、ARDS 的药物治疗

前面提到的所有疗法的目的是给予急性呼吸窘迫综合征患者辅助支持，从而使受伤肺部从初始损伤中得以恢复。到目前为止，还没有确定的特效药物可以缩短 ALI/ARDS 的持续时间和严重程度。一些制剂已经得到广泛的研究并具有潜在的治疗价值，具体药物如下所述。

1. 糖皮质激素

ARDS 的典型病理表现是炎症因子增加，中性粒细胞和巨噬细胞浸润。因此，很多研究者试图通过糖皮质激素来阻断各个阶段的炎性肺损伤。

Meduri 等的一项随机对照试验显示：ARDS 患者进行早期随机接受低剂量长疗程的全身性激素 1mg/（kg·d）甲泼尼龙，2 个星期的最大剂量，随后剂量递减。结果令人印象深刻，它们表现在重症监护病房死亡率显著改善，机械通气时间以及 ICU 住院天数都有改善。Meduri 等还研究了糖皮质激素在治疗 ARDS 后期（纤维增生期）的疗效。为了明确可能的治疗作用，ARDS 网络随之进行了专项糖皮质激素在 ARDS 晚期的多中心随机对照试验。令人失望的是，在 ARDS 发病后的 1~2 周开始使用糖皮质激素并没有改善患者的死亡率。而且，发病后 2 周再使用激素，死亡率更高。总之，这些数据表明，类固醇不应该用于晚期急性呼吸窘迫综合征，但可被视为对急性呼吸窘迫综合征的早期阶段。

2. 表面活性物质替代疗法

肺表面活性物质是一种脂质-蛋白质复合物，是由 Ⅱ 型肺细胞分泌，包覆在肺泡的表面。它主要由磷脂酰胆碱和具有三个表面活性剂特异性蛋白。表面活性剂降低了肺泡的表面张力，从而有助于防止肺泡萎陷在呼气末。此外，表面活性剂有抑菌和免疫功能，新生儿缺乏肺表面活性剂可以导致严重呼吸衰竭，称为呼吸窘迫综合征（RDS）。ARDS 患者存在肺泡表面活性物质减少或功能丧失，易引起肺泡塌陷。肺泡表面活性物质能降低肺泡表面张力，减轻肺炎症反应，阻止氧自由基对细胞膜的氧化损伤。因此，补充肺泡表面活性物质可能成为 ARDS 的治疗手段。但是，早期的 RCT 研究显示，应用表面活性物质后，ARDS 患者的血流动力学指标、动脉氧合、机械通气时间、ICU 住院时间和 30 天存活率并无明显改善。有学者认为阴性结果可能与表面活性物质剂量不足有关。随后的小样本剂量对照研究显示，与安慰剂组及肺泡表面活性物质 50mg/kg 应用 4 次组比较，100mg/kg 应用 4 次和 8 次，有降低 ARDS 28 天病死率的趋势（43.8%、50% vs 18.8%、16.6%，$P = 0.075$）。2004 年有两个中心参加的 RCT 研究显示，补充肺泡表面活性物质能够短期内（24 小时）改善 ARDS 患者的氧合，但并不影响机械通气时间和病死率。另外，表面活性剂的实际数量递送到下呼吸道很可能非常小。目前肺泡表面活性物质的应用仍存在许多尚未解决的问题，如最佳用药剂量、具体给药时间、给药间隔和药物来源等。因此，尽管早期补充肺表面活性物质，有助于改善氧合，还不能将其作为 ARDS 的常规治疗手段。有必要进一步研究，明确其对 ARDS 预后的影响。

3. 其他药物

ARDS 的炎性损伤部分是由花生四烯酸代谢产物如血栓素 A_2（TXA_2）介导的。此外，内源性抗炎类花生酸类，包括前列腺素 E_2（PGE_2）和脂氧素 A_4 可能使严重的肺损伤减速，几个预计通过花生四烯酸途径的靶向特异性制剂正在试验当中。然而，目前研究已确定环氧化酶抑制剂、细胞因子单克隆抗体或拮抗剂以及酮康唑（血栓合成酶抑制剂）暂不作为 ARDS 的药物治疗选项。相关研究显示，N-乙酰半胱氨酸和丙半胱氨酸、己酮可可碱及其衍化物利索茶碱也没有明显效果。

前列腺素 E_1（PGE_1）不仅是血管活性药物，还具有免疫调节作用，可抑制巨噬细胞和中性粒细胞的活性，发挥抗炎作用。但是 PGE_1 没有组织特异性，静脉注射 PGE_1 会引起全身血管舒张，导致低血压。静脉注射 PGE_1 用于治疗 ALL/ARDS，目前已经完成了多个 RCT 研究，但无论是持续静脉注射 PGE_1，还是间断静脉注射脂质体 PGE_1，与安慰剂组相比，PGE_1 组在 28 天病死率、机械通气时间和氧合等方面并无益处。有研究报道吸入型 PGE_1 可以改善氧合，但这需要进一步 RCT 研究证实。因此，只有在 ALL/ARDS 患者低氧血症难以纠正时，可以考虑吸入 PGE_1 治疗。

重组人活化蛋白 C 具有抗血栓、抗炎和纤溶特性，能够灭活凝血因子 Va、Ⅷa，抑制凝血酶产生，促进纤维蛋白溶解，可以有效抑制 ARDS 早期的高凝状态，这一结果揭示 APC 可能对继发 DIC 和 MODS 具有一定的预防作用，已被试用于治疗严重感染。Ⅲ期临床试验证实，持续静脉注射重组人活化蛋白 C $24\mu g/(kg \cdot h) \times 96$ 小时可以显著改善重度严重感染患者（APACHE Ⅱ >25）的预后。基于 ARDS 的本质是全身性炎症反应，且凝血功能障碍在 ARDS 发生中具有重要地位，重组人活化蛋白 C 有可能成为 ARDS 的治疗手段。但重组人活化蛋白 C 治疗 ARDS 的Ⅱ期临床试验正在进行。因此，尚无证据表明重组人活化蛋白 C 可用于 ARDS 治疗。当然，在严重感染导致的重度 ARDS 患者，如果没有禁忌证，可考虑应用重组人活化蛋白 C。

鱼油富含 ω-3 脂肪酸，如二十二碳六烯酸（DHA）、二十碳五烯酸（EPA）等，也具有免疫调节作用，可抑制二十烷花生酸促炎因子释放，并促进 PGE_1 生成。研究显示，通过肠道为 ARDS 患者补充 EPA、γ-亚油酸和抗氧化剂，可使患者肺泡灌洗液内中性粒细胞减少、IL-8 释放受到抑制、病死率降低。对机械通气的 ALI 患者的研究也显示，肠内补充 EPA 和 γ-亚油酸可以显著改善氧合和肺顺应性，明显缩短机械通气时间，但对存活率没有影响。新近的一项针对严重感染和感染性休克的临床研究显示，通过肠内营养补充 EPA、γ-亚油酸和抗氧化剂，明显改善氧合，并可缩短患者机械通气时间与 ICU 住院时间，减少新发的器官功能衰竭，降低了 28 天病死率。此外，肠外补充 EPA 和 γ-亚油酸也可缩短严重感染患者 ICU 住院时间，并有降低病死率的趋势。因此，对于 ALI/ARDS 患者，特别是严重感染导致的 ARDS 患者，可补充 EPA 和 γ-亚油酸，以改善氧合，缩短机械通气时间。

十一、建议

上述资料中列出了大量和 ARDS 救治相关的方法和药物，有些药物和方法未经证实，甚至有害，但是临床医生又必须针对每一例患者的具体情况制定合理的治疗方案，我们主张 ARDS 治疗计划必须通过临床证据支持。表 4-4 列出了本章所讨论的疗法，并包含必要的应用建议。

表 4-4　急性呼吸窘迫综合征（ARDS）治疗的循证建议

治疗方法	推荐级别
机械通气	
低潮气量通气	A
高 PEEP 或"开肺"	C
俯卧位通气	C
高频振荡通气	C
体外膜氧合技术	C
最大限度地减少左心房充盈压	B
糖皮质激素	C
表面活性物质	D
吸入一氧化氮	D

续　表

治疗方法	推荐级别
其他抗炎疗法（如 PGE$_1$、NSAIDs）	D

基于当前的临床证据，治疗 ARDS 的推荐级别：

A＝良好的支持性临床证据：推荐。

B＝支持性的证据，但临床资料有限：推荐。

C＝不确定的证据：建议仅作为替代疗法。

D＝对治疗无效明确的证据：不推荐。

第四节　幸存者功能恢复

ARDS 幸存者的功能恢复对于患者和医疗保健系统来说都是重要的问题。虽然 ARDS 患者可能经历了严重而长期的呼吸衰竭，但是多数患者都能恢复基本正常的肺功能。Ghio 等报道了一组 ARDS 患者恢复情况：3 例 ARDS 患者拔除气管插管后 1 年肺活量和一氧化碳扩散容量（DLCO）完全恢复的病例；其余大多数患者遗留肺功能轻度异常，通过肺活量测定 [1 秒用力呼气量（FEV$_1$）和用力肺活量（FVC）] 和一氧化碳（弥散）功能测定。如果 FEV$_1$、FVC 和弥散为 80% 预测值、60%～79% 预测值，41%～59% 预测值，或 <40% 预测值，则依次对应的肺功能恢复程度被认为是正常的（33%），轻度异常（48%），中度异常（15%）或严重异常（4%）（图 4-2）。肺功能的恢复取决于在 ARDS 早期肺损伤的严重程度。McHugh 等观察了一组 ARDS 患者，初始 LIS 评分 >25（重度）比 LIS 评分 <25（轻度），1 年后 FVC、DLCO 和总肺容量（TLC）值低 30%。

一项评估报告指出有 64 名 ARDS 幸存者出院后 1 年肺功能恢复到接近正常的水平，并一直保持到 5 年，这表明肺功能几乎完全恢复，提示我们病程相对较短的 ARDS 患者几乎没有后遗症。同样，生活质量评估也接近正常。然而，与之形成鲜明对比的情况是，2 年后身体状况评分从未达到正常人体水平，六分钟步行试验均不合格，并在随后 5 年的随访仍然如此。尽管有些持续的身体限制，这些患者中 78% 的人能够在转出 ICU 1 年后重返工作岗位，这一比例在 5 年时上升至 94%。由外伤引起的 ARDS 患者比

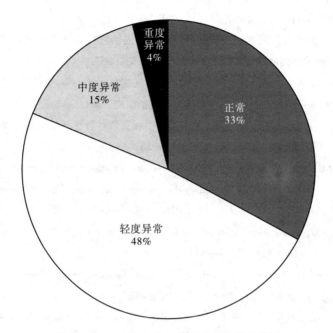

图 4-2　ARDS 幸存者 1 年后肺功能恢复情况

由脓毒症引起的 ARDS 患者的临床恢复能力高 30%，从照顾手术患者的角度来看这是令人鼓舞的。ARDS 总体临床痊愈是一个复杂的过程，涉及身体和心理因素之间的相互作用。如果能进一步加深了解该病的发病机制，将对减少 ARDS 致残率提供良好的指导意义。

ARDS 的柏林定义为常见临床危重手术患者的肺损伤病情做出有效标识。在重症监护和 ARDS 的支持治疗总体进步的情况下，这种疾病的死亡率已经降低。正在进行的基础和临床研究专注于提供新的治疗方法，旨在预防肺损伤，促进肺修复，使该病患者今后不产生太严重的损伤，改善 ARDS 的生存率和长期恢复能力。

参 考 文 献

[1] 白春学，钮善福. 急性呼吸窘迫综合征//陈灏珠，林果为. 实用内科学[M]. 第 13 版. 北京：人民卫生出版社，2012.

［2］ 赵小龙，李茂琴，许铁，等. 急性呼吸窘迫综合征机械通气肺复张的研究进展［J］. 中国全科医学，2010，13（15）：1715-1718.

［3］ 徐思成，黄亦芬，王喜艳，等. 无创正压通气治疗急性呼吸窘迫综合征的研究［J］. 中国危重病急救医学，2003，15（6）：354-357.

［4］ 植荣昌，李寅环，黄春萍，等. 无创正压通气在急性肺损伤/急性呼吸窘迫综合征中的随机对照研究［J］. 中国呼吸与危重监护杂志，2012，11（6）：522-527.

［5］ 孙玲玲，方卫平，鲁显福，等. 围术期输血相关急性肺损伤的预防策略［J］. 国际麻醉学与复苏杂志，2013，34（3）：248-252.

［6］ Luhr OR, Antonsen K, Karlsson M, et al. Incidence and mortality after acute respiratory failure and acute respiratory distress syndrome in Sweden, Denmark, and Iceland. The ARF Study Group［J］. Am J Respir Crit Care Med 1999, 159：1849-1861.

［7］ Ranieri VM, et al. Acute respiratory distress syndrome: the Berlin Definition［J］. JAMA, 2012, 307（23）：2526-2533.

［8］ Rubenfeld GD, Caldwell E, Peabody E, et al. Incidence and outcomes of acute lung injury［J］. N Engl J Med, 2005, 353：1685-1693.

［9］ Gajic O, Dabbagh O, Park PK, et al. Early identification of patients at risk of acute lung injury: evaluation of lung injury prediction score in a multicenter cohort study［J］. Am J Respir Crit Care Med, 2011, 183：462-470.

［10］ Montgomery AB, Stager MA, Carrico CJ, et al. Causes of mortality in patients with the adult respiratory distress syndrome［J］. Am Rev Respir Dis, 1985, 132：485-489.

［11］ Nuckton TJ, Alonso JA, Kallet RH, et al］ Pulmonary dead space fraction as a risk factor for death in the acute respiratory distress syndrome［J］. N Engl J Med, 2002, 346：1281-1286.

［12］ Puybasset L, Cluzel P, Chao N, et al. A computed tomography scan assessment of regional lung volume in acute lung injury. The CT Scan ARDS Study Group［J］. Am J Respir Crit Care Med, 1998, 158：1644-1655.

［13］ Brower RG, Lanken PN, MacIntyre N, et al. Higher versus lower positive end expiratory pressures in patients with the acute respiratory distress syndrome［J］. N Engl J Med, 2004, 351：327-336.

［14］ Sud S, Friedrich JO, Taccone P, et al. Prone ventilation reduces mortality in patients with acute respiratory failure and severe hypoxemia: systematic review and meta analysis［J］. Intensive Care Med, 2010, 36：585-599.

［15］ Ferguson ND, et al. High frequency oscillation in early acute respiratory distress syndrome［J］. N Engl J Med, 2013, 368（9）：795-805.

[16] Tang BM, Craig JC, Eslick GD, et al. Use of corticosteroids in acute lung injury and acute respiratory distress syndrome: a systematic review and meta analysis [J]. Crit Care Med, 2009, 37: 1594-1603.

[17] Erlich JM, Talmor DS, Cartin Ceba R, et al. Prehospitalization antiplatelet therapy is associated with a reduced incidence of acute lung injury: a population based cohort study[J]. Chest, 2011, 139: 289-295.

[18] Herridge MS, Tansey CM, Matté A, et al. Functional disability 5 years after acute respiratory distress syndrome[J]. N Engl J Med, 2011, 364: 1293-1304.

[19] Michael F Lubin, Thomas F Dodson, Neil H Winawer. Medical Management of Surgical Patient[M]. 15th ed. London: Cambridge University Press, 2013.

[20] Goodman PC. Radiographic findings in patients with acute respiratory distress syndrome [J]. Clin Chest Med, 2000, 21: 419-433, vii.

第五章 静脉血栓和肺栓塞

第一节 概 述

一、流行病学

手术后的高凝状态是静脉血栓栓塞（VTE）形成的主要危险因素，Virchow 提出血栓形成的三个必备条件是：血流淤滞、血管内皮损伤和血液高凝状态。静脉血栓栓塞（VTE）包括深静脉血栓（DVT）和肺栓塞（PE），其发生的风险在术后 2~3 周最高，并一直持续到术后 2~3 个月（图 5-1）。

VTE 在普通人群中的发病率正逐步上升，美国 2010 年每 10 万人有 432 人发病，约 70% 的患者表现为 DVT，24% 患者表现为 PE，6% 患者 DVT 和 PE 均发生。手术后患者发生 VTE 的概率比内科患者高 46.7 倍。随着临床使用血管内装置和中心静脉置管越来越多，上肢（包括锁骨下静脉、腋静脉、颈静脉）出现静脉血栓栓塞疾病的比率也在增加，占全部 DVT 患者的 1%~4% 和住院 DVT 患者的 18%。

如果根据最新的指南方案采取措施，大多数住院患者的 VTE 事件将会得到预防，然而研究显示，很多情况下预防措施仍然未得到充分利用。

深静脉血栓（DVT）发生率较高，如果不进行及时有效的治疗，会导致疾病进展，死亡率也随之显著提高。如果患者出现静脉血栓栓塞，30 天内的死亡率为 10%~30% 不等，但是死亡的绝大多数原因是肺栓塞（PE）。20%~25% 的 PE 表现为猝死，但早期发现和适当的治疗，PE 的死亡率可下降到 5%~8%。

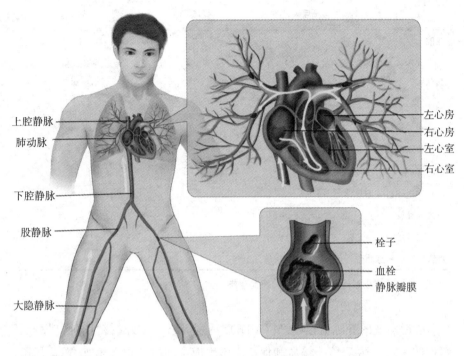

图 5-1　静脉血栓和肺栓塞

左心房
右心房
左心室
右心室

上腔静脉
肺动脉
下腔静脉
股静脉
大隐静脉

栓子
血栓
静脉瓣膜

二、危险因素

易于形成 VTE 的先天及后天危险因素（表 5-1）。

表 5-1　易于形成 VTE 的先天及后天危险因素

后天性	先天性
高龄	家族史
种族	第 V 凝血因子
慢性疾病（心脏、呼吸、肾脏，内分泌、神经系统、血液系统、风湿、炎症）	凝血酶原基因 G20210A
肥胖	C 蛋白缺乏症

续　表

后天性	先天性
住院	S 蛋白缺乏症
手术（ASA 分级，类型和紧急状况）	抗凝血酶缺乏症
制动	镰状细胞特质
创伤	
癌症相关治疗	
怀孕和女性性别	
药物（OCP、HRT）*	
VTE 病史或抗磷脂抗体	
血管内导管	
感染和危重病	
血管压迫或静脉曲张	

注：HRT：激素替代疗法；OCP：口服避孕药。

最近发现的静脉血栓栓塞（VTE）诱发因素：体外授精增加妊娠相关 VTE 的风险高达 7 倍。输血和促红细胞生成素的增加也会增加 VTE 风险。严重慢性疾病和中心静脉变化都可能触发 PE。

三、发病机制

众所周知，创伤骨科的患者是 VTE 的高危人群，已有大量的研究证实，脊髓损伤、骨盆骨折、下肢骨折、严重创伤、长时间机械通气均会增加患者出现症状性 VTE 的风险。大多数的创伤病例都具备导致静脉血栓形成的三要素，即高凝状态、血管内皮损伤、静脉淤滞。

传统的观点认为症状性 VTE，主要因为骨盆和下肢骨折的 DVT 所产生的栓子到达肺部，且大多数病例一般出现于伤后 7 天。这提示我们预防和治疗 VTE 的最佳时机。

栓子的大小和病情轻重与预后直接相关（图 5-2）。

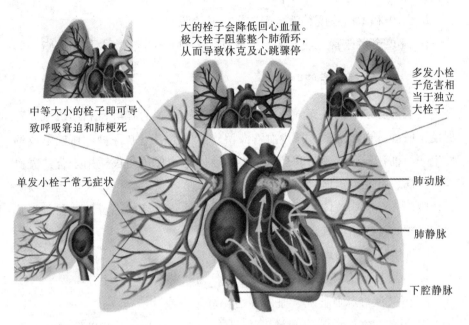

大的栓子会降低回心血量。极大栓子阻塞整个肺循环，从而导致休克及心跳骤停

多发小栓子危害相当于独立大栓子

中等大小的栓子即可导致呼吸窘迫和肺梗死

单发小栓子常无症状

肺动脉

肺静脉

下腔静脉

图 5-2　栓子的大小和病情的关系

第二节　骨科大手术深静脉血栓的预防

一、预防静脉血栓

对接受骨科大手术患者需常规进行静脉血栓预防。预防方法包括基本预防、物理预防和药物预防。

（一）基本预防措施

1. 手术操作尽量轻柔、精细，避免静脉内膜损伤。
2. 规范使用止血带。
3. 术后抬高患肢，防止深静脉回流障碍。
4. 常规进行静脉血栓知识宣教，鼓励患者勤翻身、早期功能锻炼、下床活动、做深呼吸及咳嗽动作。

5. 术中和术后适度补液，多饮水，避免脱水。

6. 建议患者改善生活方式，如戒烟、戒酒、控制血糖及控制血脂等。

（二）物理预防措施

足底静脉泵、间歇充气加压装置及梯度压力弹力袜等，利用机械原理促使下肢静脉血流加速，减少血液滞留，降低术后下肢深静脉血栓形成的发生率。推荐与药物预防联合应用。单独使用物理预防仅适用于合并凝血异常疾病、有高危出血风险的患者。出血风险降低后，仍建议与药物预防联合应用。对患侧肢体无法或不宜采用物理预防措施的患者，可在对侧肢体实施预防。应用前宜常规筛查禁忌证。

下列情况禁用物理预防措施：

1. 充血性心力衰竭、肺水肿或下肢严重水肿。

2. 下肢深静脉血栓症、血栓（性）静脉炎或肺栓塞。

3. 间歇充气加压装置和梯度压力弹力袜不适用于下肢局部情况异常（如皮炎、坏疽、近期接受皮肤移植手术）、下肢血管严重动脉硬化或其他缺血性血管病及下肢严重畸形等。

（三）药物预防措施

对有出血风险的患者应权衡预防下肢深静脉血栓形成与增加出血风险的利弊。

1. 普通肝素

普通肝素可以降低下肢深静脉血栓形成的风险，但治疗窗窄，使用时应高度重视以下问题：

（1）常规监测活化部分凝血酶原时间，以调整剂量。

（2）监测血小板计数，预防肝素诱发血小板减少症引起的出血。

（3）长期应用肝素可能会导致骨质疏松。

2. 低分子肝素

低分子肝素的特点：

（1）可根据体重调整剂量，皮下注射，使用方便。

（2）严重出血并发症较少，较安全。

（3）一般无须常规血液学监测。

3. Xa 因子抑制剂

治疗窗宽，剂量固定，无须常规血液监测，可用于肝素诱发的血小板减少症。

（1）间接 Xa 因子抑制剂，如磺达肝癸钠，皮下注射，此药比依诺肝素能更好地降低骨科大手术后下肢深静脉血栓形成的发生率，安全性与依诺肝素相似。

（2）直接 Xa 因子抑制剂，如利伐沙班，应用方便，口服 1 次/天，与药物及食物相互作用少。与低分子量肝素相比，能显著减少静脉血栓发生，且不增加出血风险。

4. 维生素 K 拮抗剂

目前临床最常使用的维生素 K 拮抗剂（如华法林），因价格低廉，可用于下肢深静脉血栓形成的长期预防。其主要缺点：

（1）治疗剂量范围窄，个体差异大，需常规监测国际标准化比值（international normalized ratio，INR），调整剂量控制 INR 在 2.0~2.5，INR>3.0 会增加出血危险。

（2）易受药物及食物影响。

5. 药物预防注意事项

（1）由于作用机制、分子质量、单位、剂量以及抗 Xa 和抗 IIa 因子活性等存在差异，因此，药物预防过程中只能使用一种药物，不能换用。每种药物都有各自的使用说明、注意事项及副作用。

（2）对存在肾功能、肝功能损害的患者应注意药物剂量。低分子肝素、磺达肝癸钠不适用于严重肾损害患者。

（3）椎管内血肿少见，但后果严重。因此，在行椎管内操作（如手术、穿刺等）前、后的短时间内，应避免使用抗凝药物。

（4）对使用区域阻滞麻醉或镇痛（腰丛等）者，应注意用药、停药及拔管时间。神经阻滞前 7 天停用氯吡格雷；术前 5 天停用阿司匹林；若使用低分子肝素，应于末次给药 18 小时后拔管；若使用肝素，应于末次给药 8~12 小时后拔管，拔管 2~4 小时后才能再次给药；如使用华法林，不建议采用硬膜外麻醉，或必须于末次给药 48 小时后拔管；磺达肝癸钠半衰期较长，不建议在硬膜外麻醉或镇痛前使用。

6. 药物预防禁忌证

（1）绝对禁忌证

1）近期有活动性出血及凝血障碍。

2）骨筋膜间室综合征。

3）严重头颅外伤或急性脊髓损伤。

4）血小板低于 $20×10^9/L$。

5）肝素诱发血小板减少症者，禁用肝素和低分子肝素。

6）孕妇禁用华法林。

（2）相对禁忌证

1）既往颅内出血。

2）既往胃肠道出血。

3）急性颅内损害或肿物。

4）血小板减少（$20～100$）$×10^9/L$。

5）类风湿视网膜病患者。

二、预防骨科大手术深静脉血栓形成的具体方案

（一）人工全髋关节置换术和人工全膝关节置换术

基本预防措施和物理预防措施参照"一、预防静脉血栓"相关内容。药物预防的具体方法：

1. 手术前 12 小时内不再使用低分子肝素，术后 12～24 小时（硬膜外腔导管拔除后 2～4 小时）皮下给予常规剂量低分子肝素；或术后 4～6 小时给予常规剂量的一半，次日恢复至常规剂量。

2. 磺达肝癸钠 2.5mg，皮下注射，术后 6～24 小时（硬膜外腔导管拔除后 2～4 小时）开始应用。

3. 利伐沙班 10mg，口服，术后 6～10 小时（硬膜外腔导管拔除后 6～10 小时）开始使用。

4. 术前或术后当晚开始应用维生素 K 拮抗剂（华法林），监测用药剂量，维持 INR 在 2.0～2.5，勿超过 3.0。

不建议单独应用低剂量普通肝素、阿司匹林及右旋糖酐，也不建议常

规预防性置入下腔静脉过滤器预防肺栓塞。

有高出血风险的全髋或全膝关节置换患者，建议采用足底静脉泵或间歇充气加压装置进行物理预防，当高出血风险下降时可采用药物联合预防。

（二）髋部周围骨折手术

基本预防措施和物理预防措施参照"一、预防静脉血栓"相关内容。药物预防的具体方法：

1. 伤后 12 小时内开始手术者

（1）术后 12~24 小时（硬膜外腔导管拔除后 2~4 小时）皮下给予常规剂量低分子肝素；或术后 4~6 小时给予常规剂量的一半，次日恢复至常规剂量。

（2）磺达肝癸钠 2.5mg，术后 6~24 小时皮下注射。

（3）术前或术后当晚开始应用维生素 K 拮抗剂（华法林），监测用药剂量，维持 INR 在 2.0~2.5，勿超过 3.0。

2. 延迟手术

自入院之日开始综合预防。术前 12 小时停用低分子肝素。磺达肝癸钠半衰期长，不建议术前使用。若术前已用药物抗凝，手术应尽量避免硬膜外麻醉。术后预防用药同"伤后 12 小时内开始手术者"。

3. 对有高出血风险的髋部周围骨折患者，推荐单独采取足底静脉泵或间歇充气加压装置物理预防，当高出血风险下降时再采用与药物联合预防。

（三）预防深静脉血栓形成的开始时间和时限

骨科大手术围术期深静脉血栓形成的高发期是术后 24 小时内，所以预防应尽早进行。但术后越早进行药物预防，发生出血的风险也越高。因此，确定深静脉血栓形成的药物预防开始时间应当慎重权衡风险与收益。

骨科大手术后凝血过程持续激活可达 4 周，术后深静脉血栓形成的危险性可持续 3 个月。与人工全膝关节置换术相比，人工全髋关节置换术后所需的抗凝预防时限更长。对施行全髋关节、全膝关节置换及髋部周围骨折手术患者，推荐药物预防时间最短 10 天，可延长至 11~35 天。

三、注意事项

1. 采取各种预防措施前，应参阅药物及医疗器械生产商提供的产品说明书。

2. 对静脉血栓栓塞症高危患者应采用基本预防、物理预防和药物预防联合应用的综合措施。有高出血风险患者应慎用药物预防措施。

3. 不建议单独采用阿司匹林预防静脉血栓栓塞症。

4. 应用抗凝药物后，应严密观察药物副作用。出现严重出血倾向时应根据具体情况采取相应的实验室检查，或请相关科室会诊，及时作出处理。

5. 药物的联合应用会增加出血并发症的可能性，故不推荐联合用药。

按上述建议使用后，仍有可能发生深静脉血栓形成和肺动脉血栓栓塞症。一旦发生上述情况，应立即请有关科室会诊，及时诊断和治疗。

四、创伤患者 VTE 的预防

创伤患者 VTE 的有效预防目前仍较困难，因为导致血栓的因素在受伤之初且还未行治疗之前即已存在。同时来自损伤的一些禁忌也限制了预防措施的实施。比如早期使用药物预防血栓被认为会增加出血的风险，因此存在一定争议。非药物预防措施包括下腔静脉滤器（IVC）、抗血栓弹力袜、间歇充气加压装置（IPCD）等机械装置。IVC 和 IPCD 这样的非药物疗法通常适用于那些抗凝治疗会增加出血风险的患者，尽管这些方法在临床使用越来越普遍，但目前的很多文献并未发现这些机械装置会明显减少骨科患者症状性 DVT 或 PE 的发生。

第三节 静脉血栓和肺栓塞的诊断

静脉血栓栓塞是临床上隐匿性疾病，在出现明显的症状之前很难先期诊断。另外，术后的外固定架、敷料、绷带、夹板及支具等也限制了及时做出相应评估。床旁诊断只有 25% 的灵敏度和 33% 的特异性，常需要进一步检测得以确认。尽管床旁检测灵敏度和特异性低，但是基于症状和体征的评估，可帮助排除 VTE。临床概率评分工具可将患者分成低、中、高可能性组。大多数手术患者在开始进入评估时就已达到中到高度疑似的标准。通过使用相关评价手段，对疑似 PE 患者进行个体化的检查手段。临床专家最近对 Wells 和 Geneva 准则都进行了简化以适用于临床。两个准则单独应用时，患者确诊为 PE 可能性低危为 10%、中危为 30%、高危为 65%。两者组合应用时，不分类患者确诊为 PE 可能性约为 12%。

一、静脉血栓形成

静脉多普勒超声是目前使用最广泛地用于评估 DVT 的初始非侵入性筛查方式。它具有高的灵敏度（97%）和特异性（94%），并已取代静脉造影术作为首选的诊断性检查。它也能够反映出小腿肌间静脉血栓的存在，精确度达 80%~98%。然而，病态肥胖、水肿及骨科外固定架、固定设备和手术创伤会限制实施静脉彩超检查。在这些情况下，就需要用静脉造影术（或 CTV）或磁共振造影（MRV）。如果 DVT 高危患者静脉彩超检查结果为阴性者，建议 1 周内复查。

二、肺栓塞

计算机断层肺动脉造影（CTPA）已取代 V/Q 扫描作为 PE 诊断的首选检测。灵敏度和特异性分别是 83% 和 96%，肺主动脉和肺叶动脉的阳性率为 97%，节段动脉为 68%，亚段动脉为 25%。CTPA 检查可以确诊段或者近端血栓的 PE。另一方面，亚段 PE 的 CT 血管造影的临床意义有待商榷。对于亚段 PE，没有近端深静脉血栓形成，是否对患者进行治疗，应在个性化基础上考虑到临床概率和出血风险。CT 扫描可以与造影相结合，以评估胸腔外血管和四肢血管的血栓，但是，诱发造影剂肾病的危险性将增大。对于肾功能衰竭或造影剂过敏患者，可以使用 V/Q 扫描或灌注扫描来完成必要的检查。当临床判断 PE 可能性较低时，低概率扫描足以排除 PE，但是对于中度和高度疑似 PE 患者，就必须进一步评估。

如果能将肺动脉造影 MR 和肺静脉造影 MR 充分结合诊断 PE，则该项技术会达到92%的敏感度和96%的特异性，这与V/Q扫描相比，能为医生提供更好的诊断建议，MR可以作为二线成像，但是因其成本高昂以及设备难以普及，因此进一步推广受限。

如果患者疑似PE并出现血流动力学不稳定（大范围PE），不能转运完成影像检查，床旁超声心动图可以评估RV功能障碍。RV功能障碍的超声表现包括McConell征（右室游离壁运动减弱而心尖部运动正常），RV扩张表明压力过载，以及RV射血能力减弱。如果没有发现这些结果，可以有效地排除PE引发的休克。有时，超声检查还能偶然发现正在移动的血栓块、肺动脉或下腔静脉扩张、室间隔运动不协调，这些表现提示PE。超声评估还应包括左心房、左心室、瓣膜、心包、胸膜、肺实质和容积状态，用来查找造成呼吸和血流动力学不稳定的原因，除外常与之混淆的临床急症，如主动脉夹层、急性心肌梗死和心脏压塞。其他风险评估检测包括肌钙蛋白（心肌缺血/梗死）和BNP（心肌劳损/心脏衰竭），如果结果为阴性，并且没有右心室功能不全、患者血压也正常，则提示患者死亡的风险很低（<3%）。心电图可显示右束支阻滞或$S_1Q_3T_3$及V_{1-4}导联T波倒置（灵敏度18%~20%），但是，大多数情况下将只显示窦性心动过速。一旦确诊急性肺栓塞，超声心动图可有效识别高危患者：右心室功能障碍、右心内自由浮动性血栓和卵圆孔未闭。在血压正常患者，右心室功能障碍是早期死亡的独立预测因子，征象包括右心室/左心室舒张末径>1、右心室舒张末径>30mm、右心室运动减弱、室间隔反常运动和McConell征。

对于疑似或确诊PE初始危险分层：休克或持续存在低血压的患者，建议确定患者存在早期死亡高风险。非高危患者，建议使用临床评分PESI（或者其简化版sPESI），将患者分为低危或者中危。在此策略的基础上，要考虑进一步的评估。如果患者出现右心室功能不全（超声或者CTA）、持续的心肌标志物水平的升高（尤其是肌钙蛋白）应该归类为中危。应该谨慎监测，一旦出现血流动力学不稳定，则要进行再灌注治疗。另一方面，若患者右心室功能和心肌标志物水平正常，归于低危组。

D-二聚体检测灵敏度高，但特异性低（<50%），而且术后一般都会升高。此外，潜在感染、病重和恶性肿瘤都会使阳性结果难以明确解释。该项检测的效用在于它的阴性预测值，如果D-二聚体检测结果是阴性或低

值，则对排除 VTE 很有帮助。

D-二聚体诊断 PE 的特异性随着年龄的增长稳步下降。一项多中心、前瞻性的研究发现，使用年龄校正过的 D-二聚体（年龄×10μg/L，如果年龄 >50 岁），代替以往的标准 500μg/L 临界值，排除 PE 的可能性由 6.4% 升至 29.7%，没有其他假阴性的发现。

肺动脉造影曾经是诊断 PE 的金标准，但现在业已成为 CT 或 MR 成像不能确定诊断时的替代方式。由于这种诊断方式是有创检查，所需造影剂还有 0.2% 的死亡率等因素而难以在临床普及。虽然这种检测方式能检测到直径 1~2mm 的亚段动脉，但是普通医生又很难准确解释。如果计划手术取栓或者经导管溶栓时，血管造影是很有价值的。

第四节　静脉血栓和肺栓塞的治疗

一、基本原则

对于高危患者来说，系统性的溶栓再灌注治疗应该作为首选。手术或者介入剥除血栓可以作为溶栓的替代疗法。但是术后静脉血栓栓塞的治疗需要谨慎平衡出血风险和抗凝治疗的益处。一般在术后第一个 24 小时出血的风险最高，这种风险一直保持到术后 10 天。术后出血的发生率占所有手术患者的 3%~5%，增加了二次手术率和医疗资源的占用率。如果不立即治疗，出血的死亡率很高。

增加出血风险的因素包括药物〔抗血小板药物、抗凝血剂、非甾体类抗炎药(NSAIDs)〕，因血小板减少导致的凝血因子缺乏症、肝脏疾病、大量输血、DIC、术前或术中特定因子抑制剂或术后纤溶状态。

在医疗机构中，由于肝素和低分子肝素（LMWH）引发的严重出血率 <3%，大出血的病死率约为 3%。手术患者术后出血率由于肝素作用增加至 10.5%，而且通常都是大出血。围术期开始的抗凝治疗后（LMWH 和华法林），侵入性操作、小手术、大手术的出血概率分别是 0.7%、0% 和 20%。抗凝患者的血栓栓塞事件为 1.9%，并无死亡病例报告。

二、具体方法

（一）抗凝治疗

抗凝治疗可以有效防止血栓形成，也是血流动力学稳定肺栓塞患者的基本治疗方法。

对于没有血流动力学障碍的患者，初始治疗首选低分子肝素和磺达肝癸钠。普通肝素用于血流动力学不稳定和有严重肾功能不全的患者。

根据临床需要，可以选择不同的注射方式：①静脉注射普通肝素；②皮下注射低分子肝素（LMWH）；③监护下皮下注射高剂量固定 UFH 或者皮下注射普通肝素；④皮下注射磺达肝癸钠。术后危重患者优先静脉UFH，这种方式有以下优点：易于给药，易于调整剂量和药物逆转（鱼精蛋白），半衰期短，对肝肾功能衰竭者无禁忌。对于在普通病房的患者和门诊患者，可选用皮下注射制剂。普通肝素的剂量是以体重为基础，并应遵循药物代谢列线图，而滴定的目标应该是维持 X a 因子 0.3~0.7U/ml 范围，使 APTT 水平达到有效的治疗水平。

可根据 APTT 结果调整静脉肝素剂量的方法（表 5-2），但是 APTT 仅为一项普通的凝血功能指标，并不总能可靠的反映血浆肝素水平或抗栓活性。有条件者应测定血浆肝素水平，使之维持在 0.2~0.4U/ml（鱼精蛋白硫酸盐测定法）或 0.3~0.6U/d（酰胺分解测定法），有利于更好地调整肝素的剂量。

表 5-2　根据 APTT 结果调整静脉肝素剂量的方法

APTT	初始计量及调整剂量	下次 APTT 测定的间隔时间（小时）
治疗前基础 APP	初始计量：80U/kg 静脉注射，然后按 18U/（kg·h）静脉滴注	4~6
APTT<35 秒（<1.2 倍正常值）	予 80U/kg 静脉注射，然后增加静脉滴注剂量 4U/（kg·h）	6

续 表

APTT	初始计量及调整剂量	下次 APTT 测定的间隔时间（小时）
APTT 35~45 秒（1.2~1.5 倍正常值）	予 40U/kg 静脉注射，然后增加静脉滴注剂量 2U/（kg·h）	6
APTT 46~70 秒（1.5~2.3 倍正常值）	无需调整剂量	6
APTT 71~90 秒（2.3~3.0 倍正常值）	减少静脉剂量 2U/（kg·h）	6
APTT >90 秒（>3.0 倍正常值）	停药 1 小时，然后减少剂量 3U/（kg·h）后恢复静脉滴注	6

低分子肝素如依诺肝素、亨扎肝素、那曲肝素、达肝素都是外科预防性和治疗性抗凝的常用药。它们具有较长的半衰期，有比普通肝素效果更好、出血风险较小的优点。恶性肿瘤患者出现 VTE 时，LMWH 比 UFH 能降低患者死亡率。对于长期治疗的癌症患者的静脉血栓栓塞，LMWH 与华法林相比能减少 VTE 复发。普通的低分子肝素和依诺肝素的使用剂量在 1.5mg/（kg·d）或 1mg/kg，2 次/天，前者没有显著降低出血的风险，而后者与较低的恶性肿瘤 VTE 的复发相关。对于肥胖患者抗 Xa 水平可以根据指南调整剂量，而对于肾功能衰竭患者（肌酐清除率<30ml/min），剂量应该减少 50%。

接受肝素治疗的患者有发生肝素诱导的血小板减少症（HIT）的风险，血小板减少症（HIT）是指在接受肝素的 5~10 天内血小板计数下降 50%。它通过产生针对血小板因子 4（PF-4）的抗体介导反应导致血小板快速消耗，显著增加了动静脉血栓事件的风险。普通肝素和低分子肝素发生血小板减少症（HIT）的概率分别是 5% 和 1%。一旦怀疑发生 HIT，应及时监测血小板计数，应及时将肝素更换为合成五糖，如磺达肝素、艾卓肝素或直接凝血酶抑制剂（DTIS），如阿加曲班或来匹卢定。发生 HIT 的可能性可通过血小板计数和病程来衡量，通过先前肝素接触史和排除法明确诊断。

磺达肝素和艾卓肝素的药理作用是选择性结合抗凝血酶Ⅲ、强化 Xa 因子的中和作用、抑制凝血酶的产生。研究表明，磺达肝素治疗 DVT 和

PE 的效果不亚于 LMWH 和 UFH。

正如其名称所指，直接凝血酶抑制剂能够直接抑制凝血酶产生。本类药物包括的胃肠外制剂：比伐卢定、重组水蛭素、阿加曲班；皮下注射制剂：地西卢定；口服制剂：达比加群。肠胃外制剂被用作禁忌使用肝素时（例如，HIT）的二线和三线用药。

目前，门诊抗凝治疗长期管理中用来拮抗华法林的药物是维生素 K。它能抑制 Ⅱ、Ⅶ、Ⅸ和 Ⅹ 因子的合成。肝素治疗时，由于损失 C 蛋白和 S 蛋白造成的短期高凝状态，可以加倍华法林的摄入剂量直至 INR 水平达到 2~3，并保持>24 小时。初始剂量为 5~10mg/d，其后再根据 INR 水平调整剂量。如果治疗剂量未达标，则会增加长期静脉血栓栓塞并发症的发生率：如血栓扩展（20%）、复发性静脉血栓栓塞（47%）和血栓后综合征（20%~50%）。如果 DVT 患者存在可逆的危险因素（即手术和制动），则治疗时间至少需持续 3~6 个月。然而，如果患者存在长期的危险因素（即恶性肿瘤或血栓形成倾向），则需要长期治疗。治疗剂量的华法林发生严重出血的风险是 0.3%~0.5%。

一些新研发的口服抗凝血剂现正用于治疗深静脉血栓形成。这些措施包括直接凝血酶抑制剂（DTIS）达比加群和直接 Ⅹa 因子抑制剂利伐沙班、阿哌沙班和贝曲沙班。初步研究显示不亚于华法林的安全性，并且不需要连续监测或调整剂量。在长期有效性和安全性研究正在进行之前，华法林可作为替代治疗的标准。

研究发现新型口服抗凝药物治疗 VTE，在疗效和安全性（主要部位的大出血）方面都不优于标准疗法（肝素/维生素 K 拮抗剂）。新型口服抗凝药物主要作为维生素 K 拮抗剂的替代疗法（阿哌沙班和利伐沙班），或者维生素 K 拮抗剂急性期治疗之后的后续治疗（达比加群酯、利伐沙班），达比加群酯、阿哌沙班和利伐沙班都已经通过欧盟批准用于临床，依度沙班还处于监管期。新型口服抗凝药物不建议应用于严重肾功能损害的患者。总之，新型口服抗凝药物治疗 VTE，在疗效和安全性（主要部位的大出血）方面都不优于标准疗法（肝素+维生素 K 拮抗剂）。

（二）溶栓治疗

对于血流动力学变化后出现的 PE，指南建议只要患者没有出血的禁忌证（表5-3），应该尽快完成对患者的危险分层并开始溶栓治疗。溶栓越早越好，时间窗为14天，但也有超过此期限后溶栓效果依然不错。溶栓治疗主要适用于大面积PE者，尤其是伴休克和低血压的患者。血压正常，但超声心动图提示右心室功能减退或临床表现为右心室功能不全者，无禁忌证时也可溶栓治疗。对于血压和右心室功能正常者，则不推荐溶栓治疗。由于溶栓对于出血的影响，外科术后出现肺栓塞不首先考虑溶栓，权衡病情危重程度和出血风险，如果病情危重而出血风险低，可进行溶栓治疗；反之可暂时抗凝治疗，随着病情演变再决定是否溶栓。

首选溶栓药物是重组组织纤溶酶原激活物（rt-PA），通过外周静脉在2小时内给予100mg。rt-PA激活纤溶酶原转化为纤溶酶，促进纤维蛋白溶解；该过程中应同时静脉给予UFH。溶栓治疗后大出血概率是13%，而颅内出血概率为1.8%。最佳时间溶栓治疗是在48小时内，但也可长达14天。

（三）手术治疗

广义的手术治疗包括介入放射手术和外科手术方法。介入放射手术是根据要求利用不同功能的导管粉碎或取出栓子。此技术不适用于卵圆孔未闭患者，因为栓子有可能脱落，流入左心，造成体循环栓塞。需要紧急干预的患者（时间紧迫，输注时间小于rt-PA的所需要的2小时）或出血风险高的外科手术患者溶栓风险太大（或溶栓已失败），可以选择导管下血栓切除术。

表5-3 溶栓治疗的禁忌证

绝对禁忌证
活动性内出血
近期的自发性颅内出血
相对禁忌证
2周内大手术、分娩、器官活检或不能压迫的血管穿刺史
2个月内缺血性中风
10天内胃肠道出血
15天内严重外伤

续　表

1 个月内神经外科或眼科手术

控制不佳的重度高血压（收缩压>180mmHg，舒张压>110mmHg）

近期心肺复苏

血小板<$10×10^9$/L

妊娠

细菌性心内膜炎

糖尿病出血性视网膜病变

严重肝肾功能障碍

出血性疾病

外科手术取栓术适用于大的肺动脉栓塞，可迅速恢复肺动脉血供，改善血流动力学异常。但死亡率可高达 30%~44%。这种术式适用于溶栓治疗失败、卵圆孔未闭的修复和拆除腔内血栓。手术干预不适用于次大面积 PE，而且患者血流动力学稳定伴有右心室功能不全。

下腔静脉滤器（IVCF）从抗凝治疗开始已被使用。IVCF 放置的适应证包括：

1. 确诊 VTE 但是禁忌抗凝治疗（如腰椎后路减压内固定术后，见图 5-3）。

2. 抗凝治疗期间出现出血并发症。

3. 慢性血栓栓塞性肺动脉高压。

4. 抗凝治疗过程中血栓扩展，PE 复发。

令人鼓舞的数据显示，IVCF 降低 PE 的风险长达 8 年之久，但增加了 DVT 和 43%局部血栓的病例。虽然指南不建议预防性放置 IVCF，但是在次大面积 PE 这种高风险情况下预防性放置 IVCF 是可以接受的。如果患者出现广泛的近端 DVT，症状持续时间为 7~14 天，具有良好的功能状态，出血风险低，预期寿命大于 1 年，可以考虑行导管引导下溶栓或血栓取出术。

（四）其他注意事项

1. 严密监护呼吸、心率、血压、心电图及动脉血气的变化。

2. 减轻右心室负担，液体入量控制在 500~1000ml。

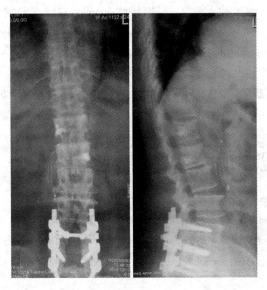

图 5-3　腰椎后路减压内固定术后 DVT，给予 IVCF 治疗

3. 如果准备溶栓治疗，应尽量避免有创检查及多次静脉穿刺。

4. 防止新鲜栓子脱落，一般要求卧床休息约 10 天。

5. 保持大便通畅，避免用力。

6. 当全身症状和局部压痛缓解后，即可进行轻度活动（在起床活动时需穿梯度加压弹力袜或弹力绷带）。

7. 有焦虑者给予安慰，并可适当使用镇静剂及小剂量抗焦虑药。

8. 有胸痛者可给予镇痛剂，如吗啡、哌替啶。

9. 有发热、咳嗽等症状者可给予对症治疗。

10. 预防肺部感染和治疗静脉炎。

参 考 文 献

[1] 中华医学会骨科学分会. 中国骨科大手术静脉血栓栓塞症预防指南[J]. 中华骨科杂志, 2009, 29（6）: 602-604.

[2] Kearon C, Kahn SR, Agnelli G, et al. Antithrombotic therapy for venous

thromboembolic disease: American College of Chest Physicians evidence based clinical practice guidelines (8th Edition) [J]. Chest, 2008, 133: 454S-545S.

[3] Konstantinides S, Torbicki A, Agnelli G, et al. 2014 ESC Guidelines on thediagnosis and management of acute pulmonary embolism[J]. Kardiol Pol, 2014, 72 (11): 997-1053.

[4] 白春学. 肺栓塞//陈灏珠, 林果为. 实用内科学[M]. 第13版. 北京: 人民卫生出版社, 2012.

[5] Michael F Lubin, Thomas F Dodson, Neil H Winawer. Medical Management of Surgical Patient[M]. 15th ed. London: Cambridge University Press, 2013.

[6] Pendleton RC, Rodgers GM, Hull RD. Established venous thromboembolism therapies: heparin, low molecular weight heparins, and vitamin K antagonists, with a discussion of heparin induced thrombocytopenia[J]. Clin Chest Med, 2010, 31: 691-706.

[7] Morris TA. New synthetic antithrombotic agents for venous thromboembolism: pentasaccharides, direct thrombin inhibitors, direct Xa inhibitors[J]. Clin Chest Med, 2010, 31: 707-718.

[8] Tapson VF. Interventional therapies for venous thromboembolism: vena caval interruption, surgical embolectomy, and catheter directed interventions[J]. Clin Chest Med, 2010, 31: 771-781.

第六章　肺　水　肿

第一节　概　述

一、定义

肺水肿是肺毛细血管、肺间质和肺淋巴管之间液体交换失调，过多液体积聚于肺间质和肺泡内，引起生理功能紊乱，称之为肺水肿（图 6-1）。

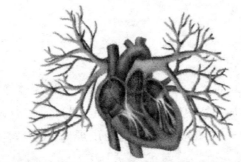

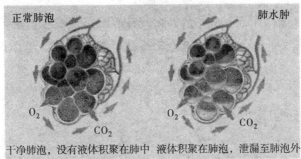

正常肺泡　　　　　　　　　　　　　　　　肺水肿

O_2　　　　　　O_2

CO_2　　　　　　CO_2

干净肺泡，没有液体积聚在肺中　液体积聚在肺泡，泄漏至肺泡外

图 6-1　肺水肿

二、流行病学

术后呼吸衰竭患者中 27% 的患者会出现肺水肿，并且经常与已知存在的心脏疾病相关。肺水肿通常是轻度至中度，但可表现为急性肺损伤或急性呼吸窘迫综合征（ARDS）。

三、临床表现

临床表现主要为呼吸困难、发绀、咳嗽、咳白色或血性泡沫痰，两肺散在湿啰音。

第二节　病因及发病机制

一、基本机制

经由多个机制共同作用形成肺水肿：①血管内流体静压力（和/或降低胶体渗透压）增加；②内皮细胞（和糖萼层）损伤导致毛细血管通透性增高或血管完整性的破坏；③肺泡上皮屏障功能故障；④淋巴引流受损。

心源性（或高压性）肺水肿多出现在心脏衰竭或心肌梗死患者。非心源性（或常压性）肺水肿，可能会出现在急性肺损伤、气道阻塞、肺不张后快速复张、输血反应、肺切除或局部缺血再灌注损伤。

二、危险因素

易发生围术期肺水肿的高危患者有：心、肾、肝功能障碍患者；围术期严重感染患者；低蛋白血症、严重贫血患者；围术期大量失血和大量输血、输液的患者。

与麻醉手术相关的因素有：长时间高浓度吸氧（≥60%）；麻醉药过

量引起肺水肿，可见于吗啡、美散痛、急性巴比妥酸盐和海洛因中毒；呼吸道梗阻：如麻醉诱导期插管强烈刺激引起的喉痉挛，亦见于术中神经牵拉反应；误吸引起吸入性肺炎和支气管痉挛，肺表面活性物质灭活和肺毛细血管内皮细胞受损，从而使液体渗出至肺组织间隙内，发生肺水肿；一侧肺不张或单肺通气时，全部潮气量进入一侧肺内，导致肺过度充气膨胀，随之出现肺水肿。

三、发病原因

1. 静脉输液

手术过程中静脉输液在术后 72 小时重新进入血管内导致静水压增加，本身就易引发肺水肿。引起肺水肿的液体耐受量随着患者年龄、体重、组织膨压、心肺和肾功能和间隙空间的大小而变化。每天超过 2.2L 液体净保留量或超过体重 20% 就会增加肺水肿的可能性。

2. 炎性介质

手术期间的炎性介质以及如细菌内毒素、溶酶体酶、微栓子、脂肪栓塞或血小板聚集物可被释放进入全身循环，并沉积在肺毛细血管床，形成内皮损伤和血管通透性增加。当血管内蛋白渗出至血管外，血浆渗透压下降促进肺水肿的发生。在那些有潜在感染、急性炎症性肺损伤产生的全身免疫反应可能会更严重。

3. 气道阻塞或喉痉挛

全身麻醉拔管后出现上气道阻塞或喉痉挛引发的肺水肿和（或）肺出血的概率为 0.05%~0.1%。这种情况通常发生在拔管后几个小时内，有时延迟至术后 36 小时，病情危重，甚至是致命的。上气道阻塞后吸气困难形成胸腔内极度负压，增加肺循环血量和静水压力。当这种情况足够严重时，肺毛细血管破裂导致肺泡出血，从而加剧了肺水肿。应急治疗包括重建气道通畅、支持性通气、镇静和肌肉松弛剂解除气道痉挛以及激素治疗。该方案通常需要维持 24~48 小时。

4. 复张性肺水肿

萎陷的肺泡快速再膨胀也可能导致复张性肺水肿。引起最初的压缩/肺不张的条件是：胸腔积液、气胸、大的外部肿瘤或者肺部受压。这些因素导致慢性胸膜炎并形成纤维剥脱，形成新的渗漏缝隙，并使间质间隙增大，血管外组织压力下降。目前认为，一旦肺不张的原因去除，即可发生肺实质的快速再灌注和肺复张并伴随炎症介质、免疫细胞以及活性氧成分，从而导致内皮损伤和渗透性增加，产生肺水肿。

5. 血液制品引发的输血反应

输血相关急性肺损伤（TRALI）被定义为输血后 6 小时内发生的肺损伤。TRALI 发生在所有血液制品的概率是 1/26 万，最高的是新鲜冰冻血浆（FFP）（为 1/6.6 万）。其机制包括多因素的一个"双重打击假说"：①易感宿主具有活化的粒细胞和（或）受损内皮；②接收包含抗原（人中性粒细胞抗原）的血液制品、抗体（HLA Ⅰ 型和 Ⅱ 型）、配体（CD40）和生物活性脂类。一旦怀疑发生输血相关急性肺损伤（TRALI），应停止输血，给予支持治疗和辅助通气。输血相关急性肺损伤应该与输血相关循环超负荷（TACO）鉴别，后者是无免疫反应的高压性肺水肿，可以按照心力衰竭进行治疗。

6. 药物诱发

围术期常用药物也可能引发肺水肿。氯胺酮所致急性肺水肿，考虑可能系氯胺酮麻醉时气管分泌物增多，加之抑制呼吸而致缺氧，使肺毛细血管通透性增加。加之吸痰处理不当，吸痰方法不妥，吸痰管置入过深，刺激咽部，使喉痉挛症状加重，缺氧得不到改善。多沙普仑所致急性肺水肿，考虑可能由于患者体质弱，药物在体内代谢缓慢，静脉注射多沙普仑后血药浓度剧增，患者呼吸和神志恢复较快，加上疼痛或气管导管等刺激而兴奋脑干的血管运动区和间接通过交感肾上腺系统，血中儿茶酚胺增加而使血压升高，心率增快，心脏的后负荷急骤增加，心肌耗氧量骤增而出现心泵衰竭导致肺水肿。纳洛酮所致急性肺水肿近年来时有报道，考虑可能是纳洛酮拮抗镇痛药后，由于患者痛觉恢复，产生血压升高、心率增快等交感神经系统兴奋的现象，血压突然升高使心脏后负荷急剧增加，从而引起肺水肿。

第三节　诊断和治疗

一、诊断

肺水肿的诊断是基于临床表现和影像学资料：双侧啰音和影像显示肺门为中心的蝶状或片状模糊阴影。高压性水肿通常呈现肺门向外扩展逐渐变淡的蝴蝶状阴影，血管蒂增宽，Kerley B 线以及心影扩大。常见颈静脉扩张。低压性水肿表现为片状混浊影和正常心脏血管影。但是 X 线片需要肺含水量增多超过 30%时才可出现明确的 X 线变化，必要时可应用 CT 和磁共振成像帮助早期诊断和鉴别诊断。

二、常压性肺水肿和高压性肺水肿的鉴别诊断

常压性肺水肿和高压性肺水肿病因及临床表现不尽相同，处理也有所不同，应予以鉴别，见表 6-1。

表 6-1　常压性肺水肿和高压性肺水肿鉴别

项目	高压性肺水肿	常压性肺水肿
病史	有心脏病史	无心脏病史，但有其他基础疾患
体征	有心脏病体征	无心脏异常体征
发热和白细胞数增高	较少	相对较多
X 线表现	自肺门向周围蝴蝶状浸润，肺上野血管影加深	肺门不大，两肺周围弥漫性小斑片阴影
水肿液性质	蛋白含量低	蛋白含量高
水肿液胶体渗透压/血浆胶体渗透压	<0.6	>0.7
肺毛细血管楔压	出现充血性心衰时>18mmHg	<12mmHg

续　表

项目	高压性肺水肿	常压性肺水肿
肺动脉舒张压－肺毛细血管楔压差	<0.6kPa	>0.6kPa
利尿剂治疗效果	心影迅速缩小	心影无变化，且肺部阴影不能在 1~2 天内消散

三、治疗

（一）高压性肺水肿的治疗

1. 病因治疗

治疗围术期肺水肿，首先需要纠正根本的病因，并最大限度地减少液体超负荷。如果患者有心脏疾病，术前即应进行功能性评估和针对性手术计划，并进行必要的药物治疗来改善患者的身体状态。研究表明，术中应该采取"理性"的液体的策略，以目标为导向的补液方法可以维持正常血容量，减少术后并发症，改善预后。输液量应该和失血量、引流量、尿量以及隐性失液量一致，大致为 0.5~1ml/（kg·h）。输液速度过快者应立即停止或减慢速度。尿毒症患者可用透析治疗。感染诱发者立即应用适当抗生素。毒气吸入者应立即脱离现场，给予解毒剂。麻醉剂过量摄入者应立即洗胃及给予对抗药。超声心动图可用来评估心脏功能和结构异常。如果患者预先存在的或进行性肾功能衰竭内科治疗无效，则应考虑血液透析或血液过滤治疗。

2. 吗啡

每次剂量 5~10mg 皮下或静脉注射可减轻焦虑，并通过中枢性交感抑制作用降低周围血管阻力，将血液从肺循环转移到体循环。还可松弛呼吸道平滑肌，改善通气。对心源性肺水肿效果最好，但禁用于休克、呼吸抑制和慢性阻塞性肺病合并肺水肿者。

3. 利尿

术后应监测每日出入量、体重和水肿情况。现已在临床广泛采用的中心静脉导管（CVC）可以用来监测并指导液体管理。脑钠肽（BNP）水平可被用作液体超负荷的标记以及判断利尿疗法的有效性。静脉注射呋塞米（速尿）40~100mg 或布美他尼（丁尿胺）1mg 可迅速利尿、减少循环血量和升高血浆胶体渗透压，减少微血管滤过液体量。此外，静脉注射呋塞米还可扩张静脉，减少静脉回流，甚至在利尿作用发挥前即可产生减轻肺水肿的作用。但不宜用于血容量不足者。

4. 氧疗

肺水肿患者通常需要吸入较高浓度氧气才能改善低氧血症，最好用面罩给氧。湿化器内置 75%~95% 酒精或 10% 硅酮有助于消除泡沫。低氧血症难以纠正者可应用呼吸机经面罩或人工气道给氧，有助于升高间质静水压减少心输出量，并降低微血管内静水压力，减少液体滤出血管外，但禁用于心排出量不足者。研究表明无创正压通气也有益于肺水肿的治疗。持续正压通气或 BiPAP 可以通过减少静脉回流（前负荷），增加肺泡复张，改善分流而降低心肺工作量。此外，无创正压通气可以用作拔管后患者基础肺部疾病的通气支持。如果无创正压通气无效，那么就需考虑再插管进行通气支持以起到肺保护策略。如果患者出现顽固性低氧血症和严重肺损伤，可以考虑高频振荡通气或体外膜肺氧合（ECMO）。

5. 扩血管药

静滴硝普钠 15~30μg/min 可扩张小动脉和小静脉。α 受体阻滞剂可阻断儿茶酚胺、组胺和 5-羟色胺等介质的血管收缩作用，扩张肺和体循环的小动脉、小静脉。两者均可降低心脏前后负荷，减少肺循环血流量和微血管静水压力，进而减轻肺水肿。常用苄胺唑啉 0.2~1mg/min。但应注意调整滴数和补充血容量，保持动脉血压在正常范围。

6. 强心药

如果患者有明显心力衰竭，应考虑使用强心剂治疗。主要适用于快速心房纤颤或扑动诱发的肺水肿。两周内未用过洋地黄类药物者，可用毒毛旋花子 K 0.25mg 或毛花苷丙 0.4~0.8mg 溶于葡萄糖内缓慢静注。

7. β2 受体激动剂

已有研究表明雾化吸入长效、短效 β2 受体激动剂，如特布他林或沙美特罗可能有助于预防肺水肿或加速肺水肿的吸收和消散。

8. 肾上腺糖皮质激素

对肺水肿的治疗价值存在分歧。一些研究表明，它能减轻炎症反应，减少微血管通透性，促进表面活性物质合成，增强心肌收缩力，降低外周血管阻力和稳定溶酶体膜。可应用于高原肺水肿、中毒性肺水肿和心肌炎合并肺水肿。通常用地塞米松 20~40mg/d 或氢化可的松 400~800mg/d 静脉注射，连续 2~3 天。

9. 减少肺循环血量

患者坐位，双腿下垂或四肢轮流捆扎静脉止血带，每 20 分钟轮番放松一肢体 5 分钟，可减少静脉回心血量。适用于输液超负荷或心源性肺水肿，禁用于休克和贫血患者。

（二）常压性肺水肿

参见本书急性呼吸窘迫综合征的治疗。

参 考 文 献

［1］蓝英平，梁天北，张益佳，等. 围术期急性肺水肿诊治及原因分析［J］. 中国伤残医学，2014，（12）：16-17.

［2］白春学. 肺水肿//陈灏珠，林果为. 实用内科学［M］. 第13版. 北京：人民卫生出版社，2012.

［3］邓小明，万小健. 围术期肺部并发症［C］. //2007 年粤港台麻醉学术年会论文集. 2007，93-98.

［4］Michael F Lubin, Thomas F Dodson, Neil H Winawer. Medical Management of Surgical Patient［M］. 15th ed. London：Cambridge University Press, 2013.

［5］Neustein SM. Reexpansion pulmonary edema［J］. J Cardiothorac Vasc Anesth, 2007, 21：887-891.

［6］Gajic O, Gropper MA, Hubmayr RD. Pulmonary edema after transfusion：how to differentiate transfusion associated circulatory overload from transfusion related acute lung injury［J］. Crit Care Med, 2006, 34：S109-S113.

［7］Lees N, Hamilton M, Rhodes A. Clinical review：goal directed therapy in high risk surgical patients［J］. Crit Care, 2009, 13：231.

［8］Stewart RM, Park PK, Hunt JP, et al. Less is more：improved outcomes in surgical patients with conservative fluid administration and central venous catheter monitoring［J］. J Am Coll Surg, 2009, 208：725-737.

第七章 肺 不 张

第一节 概 述

一、定义

肺不张是指当某种因素导致气道通气发生障碍，空气不能进入肺部，而原来肺泡内的空气又被吸收，所属肺部随之极度萎缩者称为肺不张。肺不张可以是一组肺泡、小叶、叶段或是整个肺萎陷，这是术后患者最常见的肺部并发症之一。

二、流行病学

在接受全麻手术患者中 90% 左右都有可能出现肺不张。通常情况下，在常规麻醉后手术开始前 15%～20% 的肺已经发生了肺不张，但并不是所有的肺不张均会引起低氧血症或高碳酸血症。肺不张的形成似乎与麻醉时（尤其是麻醉诱导时）高浓度供氧相关。避免使用 100% 氧气，而使用 30% 氧气可以有效防止诱导和后续麻醉中发生肺不张。此外，也可以考虑麻醉时使用肺复张技术来重新开放塌陷的肺泡。即使 X 线片上观察不到的微小肺不张也有可能导致低氧血症。由于肺不张会导致呼吸肌作用力增加、气体交换受限、肺顺应性降低、肺血管阻力增加以及易于感染，所以是临床不可忽视的问题。

三、危险因素

易发生围术期肺不张的高危患者有：老年患者，尤其是脑梗死或活动不便——长期需卧床的患者；COPD 患者；体形肥胖患者；长期吸烟的患者等。

引起肺不张的影响因素有：

1. 吸入麻醉药均可引起肺不张，静脉麻醉药（氯胺酮除外）也可引起肺不张，而氯胺酮合并应用其他静脉麻醉药时也可引起肺不张。

2. 区域麻醉是否引起肺不张主要与阻滞范围及是否引起运动功能改变有关。

3. 麻醉与手术时间越长，患者越易发生肺不张。

4. 仰卧位、截石位、侧卧位等可使功能残气量（FRC）减少，易发生肺不张，而俯卧位可使 FRC 轻度增加，理论上可减少肺不张的发生。

5. 心肺转流的患者更易发生肺不张，且持续时间较长。

6. 长时间吸入高浓度氧（≥60%）。

7. 外科手术后胸腹部包扎过紧等。

四、病因

1. 肺防御机制的减弱、全麻患者的气管插管、麻醉药物的吸入、吸入过高浓度的氧及低温干燥的气体等，均会影响气道黏膜纤毛的运动；其次，术后患者呼吸道内产生的大量黏稠分泌物；术后因疼痛、镇静、镇痛药物的应用及保护性咳嗽力量的减弱等因素，均可成为影响患者咳嗽、咳痰反射的减弱因素（肺容积和呼气流量的改变，多数术后肺部并发症是由于呼吸肌功能障碍及胸壁机械力学的其他改变所引起的肺容积变化造成的）。

2. 膈肌功能的改变

由于胸腹部手术难以避免的干扰或损伤到膈神经及分支，使膈神经的呼吸反射减弱，导致呼吸容量下降、胸廓运动的幅度和腹部呼吸肌肉的活动显著增强，但潮气量则明显降低，呼吸频率加快（浅快呼吸），该呼吸形式与麻醉药物的残留作用和手术后镇静药物共同作用能够抑制咳嗽反射，影响纤毛的清除功能，增加了术后肺炎的危险。

3. 气体交换的改变

术后导致低氧血症的原因是多方面的，通气/血流比值失调（如气道闭塞或梗阻等）；肺内分流（如肺不张或肺水肿时，病变区域完全无通气，但仍然保留灌注）；肺泡低通气（如麻醉药物、镇静药物、肌松药物及高碳酸血症等）；混合静脉血氧分压下降（如心输出量、血红蛋白携氧能力的下降等）。

4. 手术时间对呼吸功能的影响

全麻手术时间长是引起肺部并发症的危险因素。有关研究指出，过长的麻醉时间可引起功能残气量减少，进而导致肺不张和低氧血症。

5. 疾病种类对呼吸功能的影响

疾病原因也是影响术后呼吸功能恢复的重要因素，相对于椎间盘手术，脊柱肿瘤手术的复杂程度和难度较高，手术剥离范围广、创伤大、出血多、患者基础生理状态较差以及需接受放化疗等，都可能对患者术后呼吸功能的恢复造成影响。

第二节 肺不张的诊断

一、临床表现

肺不张的临床表现主要取决于病因、病变部位、病变范围、起病的急缓、有无并发症。以下是肺不张患者较典型的临床表现。

1. 急性大面积肺不张

急性大面积肺不张患者可表现为胸闷、气促、呼吸困难，也可有不同程度的咳嗽、咯血、喘鸣、发热，部分患者出现休克、循环衰竭。体格检查可发现患者发绀、血压下降、心动过速，病变区叩诊浊音、呼吸音减弱，吸气时如果有少量空气进入肺不张区，则可闻及干、湿啰音。上叶肺不张邻近气管，有时可闻及支气管呼吸音。一侧肺不张可有患侧肋间隙变窄，气管及心脏向患侧移位。

2. 慢性局限性肺不张

由于慢性局限性肺不张病情进展缓慢，若无继发感染，则往往很少或无临床症状及阳性体征，需靠辅助检查确诊。

二、诊断

肺不张的诊断基于体格检查和胸部 X 线片。

（一）症状、体征

呼吸急促，听诊发现啰音、支气管呼吸音的减少或缺失，叩诊发现浊音界异常。发热与肺不张的关系是不确定的。

（二）胸部 X 线和 CT 扫描是诊断肺不张的主要方法

1. 直接表现

（1）肺组织局部密度增高，呈均匀致密的磨玻璃状。

（2）相应肺叶体积缩小。

（3）肺叶、肺段肺不张一般呈钝三角形，宽而钝的面朝向胸膜面，尖端指向肺门，或呈扇形、三角形、带形、圆形等。

2. 间接表现

（1）叶间裂向不张的肺叶侧移位。

（2）病变区的支气管及血管的纹理聚拢，邻近肺组织血管的纹理稀疏，并向不张肺叶移位。

（3）肺门影缩小和消失。

（4）纵隔、心脏、气管向患侧移位。

（5）横膈升高，胸廓缩小，肋间隙变窄。

（三）实验室检查

患者可表现为外周血白细胞计数及中性粒细胞比例升高，部分患者可有嗜酸性粒细胞计数升高。对患者的痰液进行微生物学涂片或培养检查有助于鉴别引起肺不张的病原体，进行痰液脱落细胞学检查有助于鉴别是否由肿瘤引起。

（四）纤维支气管镜检查

目前影像学方法仅能从部位和范围上诊断肺不张，但对提示病因无特异性。支气管镜能在直视下清晰地观察 1~4 级支气管，从而提高肺不张的确诊率。文献报道，在病因诊断方面纤维支气管镜检查明显优于 CT 等影像学检查。纤维支气管镜检查对肺不张的病因鉴别及确诊有重要意义，是诊断肺不张最有价值的手段。镜下直视即可明确阻塞性病变部位，进行活组织检查则可确定病变性质。肺癌所致肺不张镜下多表现为菜花样、结节样及息肉样改变，部分呈管壁浸润，表面充血、水肿、组织坏死，活检易出血。炎症所致肺不张镜下多表现为支气管黏膜充血、水肿及黏膜增厚，多有脓性分泌物阻塞支气管管口。支气管结核所致肺不张其镜下表现则为多样性。

行纤支镜检查须注意以下事项：

1. 充血水肿的组织易获取标本，但阳性率不高。

2. 糜烂溃疡或肿瘤菜花状组织，表面多为坏死组织，可用活检钳将坏死组织清除后，再从其深部活检。

3. 尽可能钳取多块组织活检。

4. 刷检时，刷子应尽量进入支气管较深部位，以提高阳性率。

5. 对于支气管外的压迫性病变，支气管黏膜的活检可发现与基础疾病有关的组织学异常，但支气管外的搏动性包块切忌活检。

6. 可出现包括检查过程中 PaO_2 下降、支气管黏膜小量出血，极少数患者会出现呼吸衰竭、窒息、心跳骤停等严重并发症，对高龄、心肺功能减退明显、一侧肺不张患者，术前应向患者及其家属说明可能出现的并发症，以取得他们的同意。

术中需进行 SaO_2 及生命体征监护，并予以吸氧。肺炎和肺不张的鉴别诊断常常很难，尤其是在没有支气管阻塞的情况下。

（五）组织活检

皮下、纵隔淋巴结活检以及胸腔外组织的活检（肝脏、骨骼、骨髓、周围淋巴结）有助于鉴别结节病、感染性肉芽肿、淋巴瘤或转移性支气管肺癌。

第三节　肺不张的治疗

一、术前预防措施

骨科脊柱手术中，创伤、退变、畸形、肿瘤手术患者术后普遍存在呼吸功能及呼吸肌力下降的情况，特别是颈胸椎部位以及脊柱肿瘤的手术患者，呼吸功能相关检测值降低更明显，更容易导致肺部并发症的发生，必须予以重视。手术时间长的脊柱手术患者，存在较高发生肺不张风险。因此，脊柱后路手术患者围术期的呼吸功能锻炼健康宣教是必需的，术前应制订合理手术方案，注意手术时间的控制，特别是对呼吸系统基础条件不佳的患者，可参考胸部、腹部手术围术期对呼吸功能保护的做法，重视围术期呼吸肌力量锻炼、术后采取积极措施保护气道、预防呼吸道并发症，减轻手术对呼吸系统的影响，促进术后呼吸功能的恢复，减低并发症的发生。

详细询问病史和仔细体格检查是术前评估的基础，肺功能测定以及其他辅助检查对于发现和评估高危人群有一定的帮助。术前戒烟、治疗基础病及肺功能锻炼均能有效预防和减少术后肺部感染的发生。术后患者的有效镇痛、氧疗、肺复张技术的合理运用也是非常有效。

二、术后肺不张治疗的基本原则

1. 必须通过足够的跨肺压来打开塌陷的肺单位，使得肺部扩展。

2. 必须清除停积的分泌物。临床常用的各种治疗措施，包括早期活动、坐起而不是仰卧、诱导性肺量计、深呼吸、咳嗽、胸部理疗和无创通气都是为了实现这个目标。术后使用无创通气必须将总吸气压力（PSV+PEEP）限制在 $20\sim25\mathrm{cmH_2O}$，以免产生并发症。

三、术后肺不张具体的治疗措施

（一）非侵入性呼吸康复治疗

1. 主动循环呼吸技术（active cycle of breathing techniques，ACBT）

主动循环呼吸技术分为三个部分：呼吸控制（breathing control，BC）、胸廓扩张运动（thoracicexpansion exercises，TEE）和用力呼气技术（forced expiration technique，FET）。可以有效地清除支气管分泌物，并能改善肺功能而不加重低氧血症和气流阻塞。主动循环呼吸技术操作过程中，康复治疗师引导患者按照其自身的呼吸速度和深度进行呼吸训练，并鼓励其放松上胸部和肩部，尽可能多的利用腹肌呼吸模式来完成呼吸，这个过程患者对康复治疗师的依赖性较高，而且需要治疗师反复多次的进行有效的呼吸练习的监督，患者自己独立进行呼吸训练时效率较低。

2. 深呼吸练习

患者清醒时每小时反复进行深呼吸训练，该练习要求患者达到连续 5 个肺总量的呼吸量，并且持续 5~6 秒才能达到最有效的深呼吸。

3. 诱导性肺量计（incentive spirometer，IS）

诱导性肺量计是一种通过视觉反馈，利用预定的呼吸流速或吸气量训练患者缓慢持续吸气功能的装置。理论设计主要应用于手术后患者，能够增加或维持肺吸气容积，改善肺咳痰功能，减少肺部感染的发生率。但是使用诱导性肺量计（IS）尚有争议。虽然美国医院都在使用 IS 方法治疗 95%剖腹探查术后和 71%冠状动脉搭桥术后肺不张，但是 Mate 分析显示还没有明显证据证明这一方法的有效性。研究显示，术后 IS 方法联合胸部物理治疗和单纯物理治疗相比未能额外提高疗效。

4. 呼吸训练三球仪

呼吸训练三球仪操作方便、易学，价格相对便宜，针对术后早期运动康复治疗（如快速康复技术）也有很好的效果。

5. 呼气末正压通气呼吸（positive end expiratory pressure，PEEP）

对于已经形成的肺不张，具有满意效果的正压通气包括 PEEP、CPAP 或 PSV+PEEP（BiPAP）。

6. 间歇正压通气呼吸（intermittent positive pressure breathing，IPPB）

间歇性正压通气训练及呼气末正压通气训练多用于治疗术后急性呼吸衰竭以及保守治疗无效的肺不张，有关急性呼吸衰竭的研究较多且证明有较好的治疗效果，能降低插管率和病死率。但是，Jackie 等对 116 个临床试验的结果进行了 Mate 分析，指出间歇性正压通气呼吸对于预防术后并发症的疗效还不确定，仍需足够的临床数据支持。此外，长期使用正压通气呼吸会加重患者的呼吸肌疲劳，造成呼吸肌无力，对呼吸设备产生依赖性。由于可能产生气压伤，间歇正压呼吸已经被淘汰。

7. 徒手腹式呼吸训练

徒手腹式呼吸训练的疗效得到普遍肯定，但是操作时需要康复治疗师一对一的指导，训练效率低，医疗成本高，加之患者自己练习时由于缺乏监督和提醒，如果患者对呼吸模式的理解和对呼吸肌的控制不够，容易形成错误的呼吸模式，难以保证训练效果。

8. 体位引流

当肺部通气障碍，局部黏液区域增厚，从而影响支气管分泌，这使得该段肺泡重新膨胀变得很困难。胸部物理治疗及体位引流可以辅助稀释和清除黏液。通过使用乙酰半胱氨酸或愈创甘油醚这类支气管扩张剂和黏液溶解剂，使得分泌物充分水化便于移动。经气管吸痰可以去除不能由咳嗽或其他呼吸道运动去除的黏液。此外，充分缓解术后疼痛至关重要，因为这样患者可以用力咳嗽而不必担心诱发疼痛，但是麻醉剂造成的过度镇静可能抑制呼吸运动，导致浅呼吸而加重肺不张。据目前医疗水平看，患者自控镇痛，尤其是硬膜外途径的自控镇痛可提供缓解疼痛和呼吸运动之间的最佳平衡。

（二）有创治疗

通常情况下，保守疗法足以逆转 24~48 小时的肺不张。但是有时也需要清除黏液栓、或者向受影响的肺段直接灌输黏液溶解剂以及灌洗气道，因此医生也偶尔使用类似支气管镜之类的侵入性的方法。如果在肺不张区域出现支气管充气征，则提示肺炎的可能，这时支气管镜检查效果有限。

另外一种治疗肺不张的有创方法是支气管球囊导管，医生可以在支气管镜引导下选择萎陷区域，经由球囊导管进行送气膨胀，以使萎陷的区域复张。有些患者即使使用上述方法也不能使萎陷的肺泡充分复张，这时就有可能需要气管插管和有创通气。

参 考 文 献

[1] 邓小明，万小健. 围术期肺部并发症. 2007 年粤港台麻醉学术年会论文集［C］. 2007，93-98.

[2] Michael F Lubin, Thomas F Dodson, Neil H Winawer. Medical Management of Surgical Patient［M］. 15th ed. London：Cambridge University Press, 2013.

[3] 袁桂影，邓思健，伍晓锋，等. 肺功能改善的临床探讨［J］. 中国医药，2012，07 (z1)：1-3.

[4] 周景峰，江培颜. 压缩性肺不张围术期并发复张性肺水肿的分析与探讨［J］. 中国现代医学杂志，2006，16（9）：1423-1424.

[5] 黄显华，戴建强，郑国栋，等. 脊柱后路手术对呼吸肌力量及呼吸功能的影响［J］. 临床骨科杂志，2014，(5)：519-522.

[6] Hedenstierna G, Edmark L. Mechanisms of atelectasis in the perioperative period［J］. Best Pract Res Clin Anaesthesiol, 2010, 24：157-169.

第八章　医院获得性肺炎

第一节　概　　述

一、定义

医院获得性肺炎（hospital acquired pneumonia，HAP）亦称医院内肺炎（nosocomical pneumonia，NP），是指患者入院时不存在、也不处于感染潜伏期，而于入院 48 小时后发生的由细菌、真菌、支原体、病毒或原虫等病原体引起的各种类型的肺实质炎症。2005 年美国胸科协会（american thoracic society，ATS）指南将 HAP 的概念进一步扩大并细化，明确提出呼吸机相关肺炎（ventilator associated pneumoniae，VAP）和医疗机构相关性肺炎（Health Care Associated Pneumonia，HCAP）的概念，并将其归于 HAP。VAP 指经气管插管或切开进行机械通气 48~72 小时后发生的肺炎，是机械通气患者常见且较特殊的 HAP，发病率及病死率较高。HCAP 主要包括下列肺炎患者：①最近 90 天内在医院住过 2~3 天；②长期居住在护理机构；③在医院或门诊部接受透析治疗；④本次感染前 30 天内接受过静脉抗生素治疗、化疗或伤口治疗者。

二、流行病学

在美国，医院获得性肺炎（HAP）在医院获得性感染中排第二位，是院内感染导致死亡的主要原因。任何需要全身麻醉的手术都会增加术后并发肺炎的风险。因此，与内科保守治疗的患者相比，医院获得性肺炎更容易在手术患者中出现。发生术后肺炎的概率为 9%~40% 不等，这取决于具体的手术操作以及人口统计学的差异。在 ICU，呼吸机相关性肺炎的发生率在 10%~20%，尤其多见于接受机械通气时间超过 48 小时的患者。

第二节　病因及发病机制

一、病因

不能改变的危险因素包括高龄、男性、功能状态、多器官功能衰竭，既往心脏、肺、神经系统疾病，酒精摄入，术前 1 年内吸烟，感觉器官病变，头部外伤和营养不良。潜在的可改善的风险包括：输血超过 4 个单位浓缩红细胞、机械通气、预防性治疗应激性溃疡、肠内营养、使用麻醉性药物、抗生素和血糖升高。

术后肺炎增加医疗费用、总住院时间和 ICU 入住时间。此外，VAP 显著增加机械通气的持续时间。呼吸机相关性肺炎与高死亡率相关，一些微生物如假单胞菌属、不动杆菌或耐甲氧西林金黄色葡萄球菌（MRSA）感染则死亡率最高（43%）。由 VAP 导致的死亡率为 30%~50%。HAP 的死亡率为 30%~70%，但可直接归因于 HAP 的实际死亡率可能较低（33%~50%）。

二、发病机制

医院获得性肺炎是病原微生物传播至下呼吸道形成的。不同病原体来源不同：内源性菌群失调、其他患者交叉感染、医院工作人员、医院环境以及外科伤口感染。但是最常见的来源是定植于口咽、上呼吸道或上消化道的病原体。医院菌群定植于上呼吸道一般发生在入院后第 72~96 小时和气管插管后几个小时内。气管插管在 VAP 的发病机制中起着关键作用。气管内插管可减弱咳嗽反射，使得受感染的分泌物在声门空间中聚集。此外，细菌生物膜也可以迅速通过气管插管在气管内表面形成并扩散。生物膜可以很容易地通过导管被移至下呼吸道后种植于此。

三、微生物学

医院获得性肺炎 40%~60% 的病例是由多种微生物形成。菌血症约占 10%。HAP 的致病菌和 VAP 类似，因此二者可使用类似的经验性抗生素。HAP 多由葡萄球菌和需氧革兰阴性菌株造成，医院获得性肺炎病原的构成见表 8-1。但是术后肺炎与之不同，有研究显示生物体内微生物的相对比例因个体差异而有相当大的不同，这可能是因为未能区分感染病程以及是否使用抗生素相关，见表 8-2 及表 8-3。由于各个医院的微生物存在明显的差异性，因此建议每个医院根据自己所在单位可能的病原体，做出针对性的临床处置，但在 ICU 的患者中 VAP 的病原菌是典型的。非细菌性 HAP 的病因仍不清楚。最近的研究报告显示，病毒病原体（如单纯疱疹病毒、巨细胞病毒）和念珠菌属种类可能是 VAP 的病因。

表 8-1　HAP 的病原构成

病原体	构成比（%）
革兰阴性杆菌（铜绿假单胞菌、不动杆菌、肠杆菌科）	50~70
金葡菌	15~30
厌氧菌	10~30
流感嗜血杆菌	10~20
肺炎链球菌	10~20
军团菌	4
病毒（CMV、流感病毒、RSV 等）	10~20
真菌	<1

表 8-2　呼吸机相关性肺炎的主要病原构成（发病初期）

发病初期，未使用抗生素	发病初期，之前使用抗生素
肠杆菌科（24.4）	肠杆菌科（20）
流感嗜血杆菌（19.5）	流感嗜血杆菌（10）
MSSA（14.5）	链球菌属（25）

续 表

发病初期，未使用抗生素	发病初期，之前使用抗生素
肺炎链球菌（7.3）	奈瑟球菌（10）
其他链球菌属（17.1）	假单胞菌（20）
奈瑟/莫拉（12.2）	不动杆菌（5）
	MRSA（5）

表 8-3 呼吸机相关性肺炎的主要病原构成（发病后期）

发病后期，未使用抗生素	发病后期，已使用抗生素
肠杆菌科（21.9）	假单胞菌（21.7）
链球菌属（21.9）	不动杆菌（13.2）
MSSA（21.9）	MRSA（19.7）
奈瑟氏球菌（12.5）	寡养单胞菌属（2）
嗜血杆菌（3）	肠杆菌（15）
假单胞菌（6.3）	链球菌种（9）
不动杆菌（3.1）	MSSA（5）
MRSA（5）	

注：MRSA：耐甲氧西林的金黄色葡萄球菌；MSSA：甲氧西林敏感的金黄色葡萄球菌。

肠杆菌科：在本表中专指呼吸相关性肺炎的致病菌（大肠杆菌、肠杆菌属、沙雷菌属、变形杆菌、克雷伯菌）。

括号内的数字表示各菌所占百分比值，其余为非主要致病病原体。

有时，早期针对预测性菌群使用经验抗生素时，种类比时机更重要。因为如果特意去寻找，我们会发现厌氧菌在术后并发肺炎的致病菌中高达20%。然而，专家的共识却指出，在没有发现坏死性肺炎或脓肿形成时可以安全地忽略厌氧菌。

第三节 临床管理

一、预防

（一）基本原则

呼吸机相关性肺炎是一种可预防的问题。用于预防 VAP 的循证指南已发布。指南中提出的策略包括总体预防方案、积极控制感染（洗手消毒、隔离衣）、用复方氯己定含漱液（洗必泰）清洁口腔、监控微生物、抗生素管理方案、避免经鼻气管插管、优先使用无创通气、保守的输血策略，以及避免使用鼻胃管而采用口腔胃管。可以通过使患者处于半坐卧位并避免胃过度扩张来使术后误吸的风险降到最低。小口径胃管和肠营养管也可能会有益处。应尽早脱离呼吸机辅助。

实施机械通气整体方案能够显著提高 ICU 监护的质量。呼吸机整体方案包括床头抬高 30°~45°，每天无镇静时段，消化性溃疡病（PUD）和深静脉血栓（DVT）的预防。消化性溃疡的预防仍有争议，尤其胃液 pH 值是否明显影响口咽定植和 VAP 的发生。虽然实施机械通气整体方案已经明显减少 VAP 的发生，但是仍然还没有在临床广泛推广。

临床积极治疗呼吸机相关性气管支气管炎有利于防止进展为 VAP。在最近的一项多中心随机临床试验中，研究人员发现和安慰剂组相比较，接受 8 天抗生素的患者最终进展为 VAP 的概率明显降低，并具有统计学意义。然而在临床实践中，通过胸片诊断呼吸机相关性气管支气管炎很困难，因此有必要在该领域进一步研究。

（二）具体措施

1. 尽可能避免使用气管插管及反复插管，必须机械通气时应尽可能选用无创方式。经口插管优于经鼻插管。

2. 气管内插管的水囊压力应保持在 20cmH_2O 以上，以防水囊周围的病原菌漏入下呼吸道。采用声门下分泌物持续吸引。

3. 及时清除呼吸机循环中污染的冷凝剂。

4. 应尽量避免使用麻醉性药物，并尽量减少使用镇静剂，争取尽快脱机。

5. 患者采用半卧位 30°~45°，避免仰卧位，可减少误吸，对于肠内营养患者尤其如此。

6. 肠内营养优于肠外营养，因为肠内营养能减少中心静脉导管相关的并发症，预防小肠黏膜绒毛萎缩，减少细菌定植转移。

7. 口服抗菌药，能减少 ICU 患者 HAP 的发生，帮助抑制多重耐药病原菌的暴发，但不推荐常规使用，尤其对于有多重耐药病原菌定植的患者。

8. 预防性全身使用抗菌药能减少 HAP 的发生，但如在病原菌潜伏期内使用抗菌药，则多重耐药病原菌感染的可能性增高。有证据表明在闭合性颅脑损伤患者，急诊气管插管后 24 小时内预防性全身应用抗菌药，能预防 ICU 获得性 HAP。

9. 尽量避免或减少使用 H_2 受体阻滞剂和抗酸剂，或以硫糖铝取代之。硫糖铝能减少 HAP 发生，但消化道大出血的发生率稍高。

10. 输注红细胞及其他人血液制品应严格掌握指征。

11. 强化胰岛素治疗，使血糖维持在 4.5~6.0mmol/L，能减少 ICU 患者发生院内感染的概率、肺炎发病率和病死率，缩短其通气治疗时间和入住 ICU 时间。

12. 对于已经存在多重耐药菌感染患者做好床边隔离，避免耐药菌的播散。

13. 诊疗器械特别是呼吸治疗器械严格消毒、灭菌，切实执行无菌操作制度。洗手是减少和防止交叉感染的最简便和有效措施之一。

14. 对于免疫力低下，如需要接受免疫抑制治疗、中性粒细胞减少、糖尿病、严重营养不良等患者，应该重点隔离，避免交叉感染，有条件时入住层流病房。

15. 加强气道护理，适当活动，做好翻身叩背，促进排痰。对于气管插管和气管切开患者做好气道湿化，加强吸痰。

16. 尽可能减少各种有创管道的留置，如深静脉置管、鼻胃管、导尿管、动脉测压管等，同时尽量缩短留置时间。

二、诊断

结合临床表现和病原微生物学检查是诊断 VAP 最好的方法。入院前和手术前的肺浸润不视为术后肺炎。

胸部 X 线检查比较敏感，但特异性差。大多数机械通气患者胸片有浸润但没有 VAP，而更常见的是肺水肿、肺出血、局灶性肺不张。X 线片表现可受到呼吸阶段、吸气深度、甚至通气模式的影响。观察者之间的高差异性很常见。然而，如果胸片未能发现肺浸润表现，则能有效地排除 VAP 的诊断。具体的微生物样本并不能提高临床诊断的价值，只有当一个临床疑似病例并出现胸片异常时，特殊的微生物检查才有意义。

临床实践中最有效的办法是通过培养标本获得佐证。可以根据鳞状上皮细胞和中性粒细胞的数量对吸痰标本进行评价。基于染色的方法可使诊断更敏感，但相对于那些基于半定量培养的方式特异性不强。如果气管内的样本检验为阴性，那么就足以排除感染。更具侵入性的检查方法包括支气管肺泡灌洗（BAL）和保护性标本刷（PBS）。支气管镜下样本比气管内吸出样本有更高的特异性，但不改善预后。在任何上述标本中细胞进行染色具有 37%～100% 的灵敏度和 89%～100% 的特异性。

根据 2002 年中华医学会呼吸病学分会制定的医院获得性肺炎诊断和治疗指南（草案），排除肺结核、肺部肿瘤、肺不张等肺部疾病：

1. 使用呼吸机 48 小时后发病。

2. 与机械通气前胸片比较出现肺内浸润阴影或显示新的炎性病变。

3. 肺部实变体征和（或）肺部听诊可闻及湿啰音，并具有下列条件之一者：

（1）白血细胞 $>10\times10^9/L$ 或 $<4\times10^9/L$，伴或不伴核左移。

（2）发热，体温 $>37.5℃$，呼吸道出现大量脓性分泌物。

（3）起病后从支气管分泌物中分离到新的病原菌。

病原学诊断标准如下：

（1）管内抽吸物培养：以消毒吸管经气管导管吸取分泌物行细菌定量培养，如分离细菌浓度 $\geqslant 10cfu/ml$ 则可诊断，敏感度为 93%，特异度为 80%。

（2）经气管镜保护性标本刷刷取分泌物定量培养，以≥10cfu/ml 为诊断标准，是 VAP 最可靠的诊断方法。在未用抗生素时，其特异性为90%，但敏感度仅为40%~60%，这与其取材区域大小有关，如预先使用了抗生素，其敏感度则更低。

（3）经气管镜支气管肺泡灌洗：本法可克服气管镜保护性标本刷取样范围小的缺点，以分离细菌≥10cfu/ml 为阳性，其敏感度和特异性为50%~90%，其阴性培养结果对确认无菌肺组织的敏感度为63%、特异性为96%，故在排除 VAP 时有重要作用。

（4）脓液或血培养结果阳性：多项研究证实，非支气管镜下气管镜气管肺泡灌洗和气管镜保护性毛刷具有与气管镜同样的效果，而且费用低廉、操作简单。

以上4项中满足任何一项即可。

现行的有关 HAP 诊断标准中，普遍存在特异性较差的缺陷，尤其是 VAP，肺部实变体征和干湿啰音对于 VAP 很少有诊断意义。脓性气道分泌物虽有很高的敏感度，但特异性差。研究表明，采用综合临床表现、X 线影像、氧合指数和微生物检查的"临床肺部感染评分（CPIS）"诊断 VAP 可提高其敏感度和特异性（表8-4），CPIS>6 分时，VAP 可能性较大。

表8-4 临床肺部感染评分（CPIS）项目的赋值

CPIS 分值	0	1	2
气道分泌物	少	多	多且脓性
胸片	无浸润	散在	片状
体温	$36.5 \sim 38.4℃$	$38.5 \sim 38.9℃$	$>39℃$ 或$<36℃$
外周血 WBC	$(4 \sim 11) \times 10^9/L$	$<4 \times 10^9/L$ 或 $>11 \times 10^9/L$	$<4 \times 10^9/L$ 或$>11 \times 10^9/L$，且杆状核$>50\%$
氧合指数	>240 或 ARDS		<240 且无 ARDS
气道吸引物培养到细菌	1种或无	>1 种	>1 种且革兰染色发现相同细菌

如果标本培养之前没有使用抗生素治疗，那么比规定浓度低或者培养结果阴性则足以排除临床感染。如果标本培养之前使用过抗生素，目前还没有足够的证据证明定量法或侵入性的测试结果可提高临床治疗效果或降

低患者死亡率。侵入性检查获取的标本的最佳用途就是用来确定是否应该停止使用初始经验性抗生素治疗方案。

三、治疗

在 VAP 确诊后的 12 小时内即刻使用抗生素能够改善患者生存率。相反，不恰当的初始抗生素治疗 HAP 则直接导致预后不良和死亡率增加。进行呼吸道样本的革兰染色可有助于缩小初始抗生素的选择范围，因为细菌培养结果在 24~48 小时内还不能完成。当然，如果一旦医生得到细菌培养结果，即应据此调整初始抗生素治疗方案。如果培养结果阴性，应尽快终止所有抗生素的使用。

2005 年美国胸科学会/美国传染病学会（ATS/IDSA）联合发布了HAP、VAP 和 HCAP 治疗指南，指南提出了具体治疗建议和处理办法。如果能遵循 HAP 管理规范，则能够改善患者预后，降低抗生素的耐药性。选择一个合适的初始抗生素，最重要的是判断是否存在多重耐药的危险因素。多药耐药的危险因素包括：

1. 过去 90 天内是否使用抗生素或住院治疗。
2. 本次住院大于 5 天。
3. 门诊血液透析或输液治疗。
4. 家庭护理或延续性治疗设施。
5. 在本社区或病区高发抗生素耐药。
6. 免疫抑制。

术后肺炎的管理要结合患者的临床具体情况。患者入院到发病的总时间、之前给予的抗生素以及患者的手术方式都是重要的考虑因素。住院后第 72~96 小时，患者上呼吸道还有在社区获得的微生物菌群，不论患者是否插管，这种肺炎在普通病房以及重症监护病房均能见到。早发性肺炎通常对短疗程抗生素比较敏感，并能达到相对较低的死亡率。外科手术患者术后早发性肺炎微生物菌群和社区获得性肺炎相同。

许多外科患者入院管理初期即接受抗生素治疗，或者作为初始复苏的一部分，或作为术前伤口预防感染的措施。早期使用抗生素降低了早发性肺炎的发生率，几乎消除流感嗜血杆菌和肺炎链球菌的隐患。但是，现有的抗生素也增加了不敏感和高风险菌群相关的迟发性肺炎的频率。这种情况尤其多见于广谱抗生素的使用，因为会导致耐药微生物的频繁出现（例如，假单胞菌属、鲍曼不动杆菌、耐甲氧西林金黄色葡萄球菌）。患者术前住院时间短（如创伤患者），易形成早发性肺炎，而行剖腹探查术患者往往易出现迟发性肺炎微生物菌群。

治疗 VAP，最值得推荐的方法是每家医院根据当地微生物学数据和药敏谱来开发定制的指南。一个适合当地的方案可以对94%的患者给出正确的治疗。对于早发性肺炎并且没有先期使用抗生素的患者使用窄谱抗生素安全有效。而对于已使用过抗生素的迟发性肺炎患者，考虑到多重耐药的概率上升，强烈建议进行广谱抗生素联合治疗。广谱抗生素的范围包括抗假单胞菌头孢菌素类、青霉素类、喹诺酮类或碳青霉烯类、万古霉素或利奈唑胺，这些药物能够覆盖包括 MRSA 革兰阳性菌，应作为多重耐药高风险患者初始治疗的一部分。疑似 VAP 的患者应分级处理，具体处理意见见表 8-5。

表 8-5　疑似 VAP 的患者分级处理策略及理论依据

临床情况	处理策略	理论依据
步骤 1：初期评估		
临床怀疑 VAP（基于 CPIS）	吸取呼吸道分泌物定量培养；立即开始抗菌治疗	耽误治疗或抗菌治疗选择不合适的危险性远超过抗菌药物的过度使用
步骤 2：48～72 小时再评估		
a. 临床怀疑的 VAP 得到证实（临床或微生物）	继续抗感染治疗（根据培养结果调整抗菌药物）	抗菌治疗者结局好
b. 临床诊断可能，培养结果无意义（菌落数低于 VAP 病原学诊断的判定值），无脓毒症或休克	无特别建议（通常继续抗感染治疗）	培养结果不能作为决策的唯一依据，因为其 10%～40% 存在假阴性
c. 定为肺外感染和（或）不能解释的严重脓毒症或休克	根据感染类型和培养结果调整抗菌治疗	抗菌治疗者结局好

续　表

临床情况	处理策略	理论依据
d. VAP 临床诊断不像, 同时培养结果无意义或确立其他诊断; 无严重脓毒症或休克	停止抗菌治疗	对患者无害; 降低抗菌药物选择性压力

　　抗生素治疗的最佳持续时间尚未明确。多数 HAP 患者在治疗后第 1 周反应良好。根据已公布的过去十年内的随机临床试验显示,作为早期措施,大多数临床医生给予患者的抗生素持续时间较短（6~8 天）,而不是较长的持续时间（14~21 天）,治疗 7 天后临床表现未能改善者应重新评估治疗方案。如果患者的 VAP 是由非发酵革兰阴性杆菌,如铜绿假单胞菌、鲍曼不动杆菌和嗜麦芽窄食单胞菌造成,考虑到感染极易复发,则强烈建议给予较长疗程（14~21 天）抗生素。

　　其他治疗措施,如持续静脉和雾化吸入抗生素仍然需要进一步的研究,以评估这些方案的有效性。

参 考 文 献

[1] Michael F Lubin, Thomas F Dodson, Neil H Winawer. Medical Management of Surgical Patient[M]. 15th ed. London: Cambridge University Press, 2013.

[2] 胡必杰. 医院获得性肺炎//陈灏珠, 林果为. 实用内科学[M]. 第 13 版. 北京: 人民卫生出版社, 2012.

[3] Nachtigall I, Tamarkin A, Tafelski S, et al. Impact of adherence to standard operating procedures for pneumonia on outcome of intensive care unit patients[J]. Crit Care Med, 2009, 37: 159-166.

[4] Ramirez P, Ferrer M, Torres A. Prevention measures for ventilator associated pneumonia: a new focus on the endotracheal tube[J]. Curr Opin Infect Dis, 2007, 20: 190-197.

[5] Guidelines for the management of adults with hospital acquired, ventilator associated, and healthcare associated pneumonia[J]. Am J Resp Crit Care Med, 2005, 171: 388-416.

［6］ Chastre J，Fagon JY. Ventilator associated pneumonia［J］. Am J Resp Crit Care Med，2002，165：867-903.

［7］ 中华医学会呼吸病学分会. 医院获性肺炎诊断和治疗指南（草案）. 中华医学会呼吸病学分会，1998，12-15.

［8］ 黄小红. 机械通气相关性肺炎的研究现状［J］. 中华医院感染学杂志，2003，13（9）：895-897.

［9］ 杜斌. 呼吸机相关性肺炎［J］. 中华医学杂志，2002，82（2）：141-144.

［10］ Nseir S，Deplanque X，Di Pompeo C，et al. Risk factors for relapse of ventilator associated pneumonia related to nonfermenting Gram negative bacilli：a case control study［J］. J Infect，2008，56：319-325.

第九章　其他术后肺部并发症

第一节　低 氧 血 症

一、定义

低氧血症是指血液中含氧不足，动脉血氧分压（PaO_2）低于同龄人的正常下限，主要表现为血氧分压与血氧饱和度下降。成人正常动脉血氧分压（PaO_2）$80 \sim 100mmHg$。

二、流行病学

总体来说，外科手术后低氧血症发生率高达 $30\% \sim 50\%$，最多见于术后 $24 \sim 48$ 小时。一组病例显示静脉注射吗啡的术后患者 60% 表现出氧饱和度低于 80%，持续时间长达 7 小时。这种低饱和通常与呼吸暂停、功能残气量（FRC）的减少相关。手术后低氧血症常导致诸如心脏并发症、精神错乱、记忆改变、伤口愈合不佳等不良后果。

三、病因

骨科围术期出现低氧血症比较多，其产生的原因十分复杂，可由手术本身引起，也可因生理变化、麻醉、输液、镇静药、肌松剂及各种手术后并发症引起，具体概括为以下几个方面。

（一）术前低氧血症多由老年呼吸功能生理性退变导致

老年人呼吸肌的肌力下降，肺活量、最大呼气量减少，残气量逐渐增加，通气功能、换气功能、弥散功能均随增龄而减退。但是衰老主要影响呼吸的贮备能力，老年人在平静状态下一般不会出现缺氧现象，如果增加负荷量（比如手术等），则易出现低氧血症。

（二）术中低氧血症和麻醉方式有关

老年患者硬膜外麻醉术中发生低氧血症比全麻手术更多见，主要原因如下：

1. 硬膜外阻滞平面过广。

2. 术中使用镇静、镇痛药速度过快或剂量过大。

3. 手术中镇痛不完全，内脏牵拉致反射性膈神经抑制。

4. 高位硬膜外阻滞导致肋间肌和膈肌不同程度麻痹，出现呼吸抑制等。

功能余气量（FRC）和通气/血流比值（V/Q）下降：麻醉诱导后，膈肌、胸锁乳突肌、斜角肌、肋间肌等吸气肌张力消失，使胸壁弹力减弱，肺的回缩力相对增大，致使FRC下降，当FRC小于闭合容量时，造成底部肺在未达到功能残气量时即有气道关闭，引起分流，造成V/Q比值降低，气体交换受损，出现低氧血症。

（三）术后低氧血症

虽然术后低氧血症为一持续过程，但常被分为两期：早期低氧血症和晚期低氧血症。早期低氧血症为麻醉后并发症，持续2小时左右，与麻醉引起的肺泡通气不足、弥散性低氧、肺内分流和寒战引起氧耗增加等有关。晚期低氧血症可持续至麻醉后1周，老年患者常患有肺气肿、慢性支气管炎和慢性阻塞性肺病，又易合并其他系统疾病，如心血管病、神经系统疾患等，这些原发病本身可引起呼吸循环功能紊乱，造成机体缺氧，再加上手术刺激，术后低氧血症发生率大大增加。

肺不张与气体交换异常：肺泡低通气、术中肺不张在术后继续存在、V/Q失调、血流从右向左分流、较低的心排血量、由于肌张力增加或寒战引起的氧耗增加等，是引起术后低氧血症的常见原因。另外，还有一些特殊因素，可吸收气体（如NO）滞留在关闭呼吸道内，使肺不张加速发生；从含有NO的麻醉环流脱离至空气中时，会有短暂的弥散性障碍引起的低氧血症。Mathers 等发现麻醉药损害了在低氧情况下肺血管发生收缩的这种补偿效应，因而增加了低 V/Q 区域的低氧作用，气体交换受损。

阿片类药物的影响：Catley 对术后患者的研究发现，所有严重低氧血症的病例均发生在吗啡镇痛组中睡眠时。一般认为，阿片类镇痛药对呼吸系统的副作用是使呼吸频率减慢，每分钟通气量降低而引起低氧血症。而 Catley 等的研究表明低氧血症与短暂的阻塞性呼吸暂停有密切关系，并非持续性呼吸频率减慢或中枢性呼吸暂停所致。老年患者由于术后伤口疼痛，呼吸肌易疲劳、难以咳嗽排痰，加之下颌松弛、舌根后坠，在使用阿片类药物和处于睡眠状态的共同作用下，吸气肌张力降低，呼吸道不够通畅，通气欠佳，极易发生低氧血症。

贫血与低蛋白：老年患者因衰老及自身疾病的影响，大多有营养不良，如贫血、低蛋白等。贫血使血中携带的氧减少，由于术后氧耗的增加，氧的供需发生矛盾，易致低氧血症。营养不良使呼吸肌贮备能力下降，易于疲劳，膈肌纤维萎缩；营养不良还影响通气驱动力，降低呼吸中枢对缺氧的反应。另外，由于蛋白不足，肺泡及支气管上皮的修复功能受损，使慢性炎症迁延不愈，增加了低氧血症发生率。

四、分类

按照术后低氧血症的持续时间可分为持续性或短期性低氧血症。

1. 持续性低氧血症

持续性低氧血症被定义为氧饱和度低于 90%、时间持续 3 分钟以上。与之最密切相关的是围术期呼吸力学的变化。每一种可能造成临床低氧血症的机制都有可能诱发术后低氧血症。分流与肺不张、肺炎、肺水肿以及 ARDS 相关。俯卧位全麻手术患者出现的限制性肺容积改变的原因包括麻醉诱导的通气-灌注错配和分流、肺不张、术中高 FiO_2、气道组织水肿、气道分泌物和上气道舌肌松弛形成的气道阻塞。肺容量下降在手术开始即可发生，并持续到术后长达 4 天，直到术后 2 周肺容积才能恢复术前水平。术后出现的浅快呼吸、咳嗽无力、由于切口疼痛或限制性绷带导致的机械通气低效和气道闭塞可以进一步促进和形成复杂的术后低氧血症。肺不张和 FRC 减少有时是由术后膈肌功能障碍引起，这种情况可以通过床旁超声成像观察到膈肌偏移来确定。V/Q 错配通常会导致轻度的反应性低氧血症，也可能出现在气道疾病或肺栓塞。

2. 短期性低氧血症

短期性低氧血症的定义为氧饱和度低于 85%，持续至少 1 分钟，至少一夜发生 10 次，并与呼吸抑制相关。这种情况可能是由麻醉剂和镇痛药以及术后睡眠障碍造成，尤其与睡眠呼吸暂停相关。麻醉性镇痛药和镇静剂都有可能降低通气能，弱化唤醒反应，与减弱膈肌相比，降低上气道反应力更明显。减少呼吸肌张力，导致中枢性呼吸暂停、阻塞性呼吸暂停、FRC 降低和肺不张。手术应激导致 REM 睡眠减少，1 周后 REM 睡眠反弹性增加，由此进一步减少肋间和上气道肌张力，进一步加剧了通气不足、肺不张和呼吸暂停。

五、防治措施

1. 加强术前准备

有些老年患者术前常合并呼吸系统疾病，因此要对患者做全面检查，恰当评估。有报道术前 FEV_1、潮气量和胸肺顺应性可作为评估术后发生低氧血症的指标。吸烟者术前应戒烟，解痉化痰，呼吸道雾化，训练咳嗽排痰和腹式呼吸，注意全身营养支持，心功能不全者给予心肌保护极化液静脉滴注，调整血压、血糖及水电解质平衡。

2. 选择适当麻醉方式，加强术中管理

手术部位较低，尽量使用硬膜外麻醉；手术部位较高，尽量采用全麻。研究表明，术后低氧血症与术中输液量显著相关，尤其是输液量大于 1500ml 者，故术中补液应适量。另外，由于手术过程和时间与低氧血症的关系密切，手术操作要熟练，止血应彻底，尽量缩短手术时间，必要时术毕保留气管插管行呼吸支持。

3. 术后低氧血症的防治

术后低氧血症的防治方法多样，除了苏醒、转送、术后常规辅助氧疗外，现重点大多放在如何减轻术后肺功能异常的程度，达到良好肺膨胀的目的。简单的方法是鼓励患者起床活动，再加上主动深呼吸，比间断使用正压呼吸（IPPV）有益，或至少能与正压呼吸得到相同的好处。如患者不能下床活动，那么由卧位改为坐位，也可使 FRC 增加，通气分布及气体交换都得到改善。

术后镇痛：目前，术后硬膜外镇痛防治老年人低氧血症得到广泛研究。研究发现术后硬膜外镇痛的患者氧合比使用吗啡组要好得多；术后硬膜外镇痛还可使老年患者改善氧合，拔管时间缩短，静脉镇痛药量减少。

无创通气：近来，国内外对术后无创通气（NIV）改善气体交换与氧合研究较多，常用面罩或鼻罩。

第二节　误　　吸

一、流行病学

误吸的定义为由于被动反流或患者喉保护性反射受损导致食物、口咽分泌物、胃内容物及其他液体或固体物质被吸入到喉和下呼吸道，造成的肺化学性或合并细菌性炎症。一些最常见的术前和术后危险因素包括意识不清、高龄、食管反流、胃排空延迟、孕产妇存在饱胃状态、胃肠道张力降低、蠕动减弱、胃排空时间显著延长以及食管下括约肌松弛等。饱胃是围术期引起反流误吸最常见的原因（图 9-1）。因吸入性肺炎而涉及气管切开术的患者高达 19.1%。

误吸最常发生于麻醉诱导和喉镜检查时。对于高风险的患者，清醒光纤插管可能是一个合理的选择。但清醒插管容易引起患者挣扎、呛咳、呕吐，甚至反而引起误吸，需要及时清理呕吐物。完善的表面麻醉和适度的镇静是清醒气管内插管成功的关键。

急症手术患者通常没有足够的时间进行常规禁食和胃肠道准备，在全麻诱导过程中发生反流误吸的风险极大。有资料显示，急症手术患者处于饱胃状态时反流发生率达 25%，误吸大量胃内容物的病死率可高达 70%。

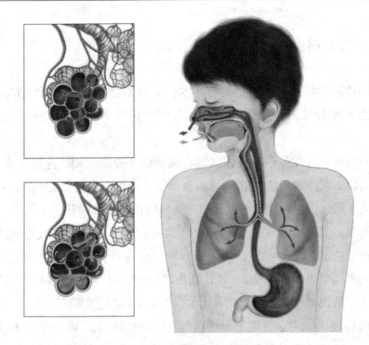

图 9-1　食管反流性误吸

二、分类

1. **吸入性肺损伤**

吸入性肺损伤是因吸入胃内容物造成的肺部化学性损伤。原有的理论认为，肺部受伤的严重程度与吸入物的 pH 值和吸入量有关。举例来说，胃内容物 pH 值 <2.5，并且吸入量 $>0.3ml/kg（20\sim25ml）$ 时可能进展为急性呼吸窘迫综合征，然而，这种观点已经受到质疑。吸入性肺炎可无临床症状，或吸入后 $2\sim5$ 小时之内患者可迅速进展为呼吸衰竭。

2. **吸入性肺部感染**

吸入性肺炎是指通过吸入定植于口咽部分泌物的病原菌而引发的肺部感染。需要注意的是，如果在不存在严重的牙周病或坏死性肺炎的影像学证据，厌氧菌感染一般很少见。

三、处理措施

对高危患者的预防措施主要有：术前充分禁食和禁饮；对麻醉前插好的胃管给予充分和持续吸引。可应用带套囊的鼻胃导管封闭贲门，减少反流。

一旦发现患者发生误吸后，立即将患者的头偏向一侧，并置于头低位，充分吸引口、咽腔内反流呕吐的胃内容物，并立即气管插管建立人工气道，在进行正压通气前尽可能吸出气管和主支气管内的残留物质。进行人工呼吸并充分给氧。文献报告显示，可将 0.9%氯化钠溶液 50ml 注入气管内进行肺灌洗，边注边吸，反复冲洗，如果是双腔气管导管则可以分别冲洗两侧气道。对大量误吸要反复用 0.9%氯化钠溶液冲洗，直到吸出液体接近该溶液为止，少量的误吸可以不冲洗或者用少量的 0.9%氯化钠溶液冲洗。

经验性使用抗生素仅限于肠梗阻以及吸入性肺损伤 48 小时内未能有效控制者。由于吸入酸性物质而损伤的呼吸道上皮，更易于被吸入的细菌污染而发生二重感染。氟喹诺酮类、哌拉西林/他唑巴坦或头孢曲松能覆盖细菌谱的范围。在大多数情况下，使用激素没有明显益处。

第三节 阻塞性睡眠呼吸暂停

一、定义

阻塞性睡眠呼吸暂停（obstructive sleep apnea，OSA）是指睡时上气道塌陷阻塞引起的呼吸暂停和通气不足、伴有打鼾、睡眠结构紊乱、频繁发生血氧饱和度下降、白天嗜睡等病症。成人于 7 小时的夜间睡眠时间内至少有 30 次呼吸暂停，每次发作时口、鼻气流停止流通至少 10 秒以上；或呼吸暂停指数大于 5。除阻塞性睡眠呼吸暂停外，临床还有中枢受损及某些颅脑疾病，如颅脑损伤、脑炎、脑脓肿、脑干梗死等。

阻塞性睡眠呼吸暂停在一般人群中比较常见，4%的男性和 2%的女性都有明确症状。睡眠实验室的患者患病率更是高达 24%（男性）和 9%

（女性）。据估计，70%减肥手术患者有睡眠呼吸暂停。

二、病因

1. 上呼吸道狭窄或堵塞

呼吸时气流能否畅通地进入气管支气管，关键是喉以上的上呼吸道。上呼吸道任何解剖部位的狭窄或堵塞，都可导致阻塞性睡眠呼吸暂停。从解剖学方面来看，喉上方有 3 个部位容易发生狭窄和阻塞，即鼻和鼻咽、口咽和软腭以及舌根部。亦可见到喉咽部狭窄所致者（图 9-2）。临床所

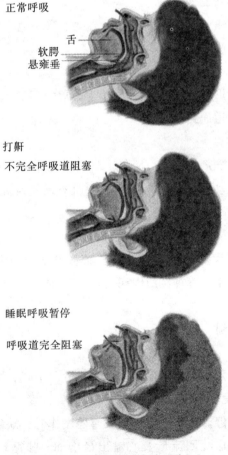

正常呼吸

舌
软腭
悬雍垂

打鼾
不完全呼吸道阻塞

睡眠呼吸暂停
呼吸道完全阻塞

图 9-2　OSA 呼吸道完全阻塞

见，前鼻孔或鼻咽部狭窄或闭锁、鼻中隔偏曲、鼻息肉、肥厚性鼻炎、鼻腔及鼻咽肿瘤、腺样体或扁桃体肥大、悬雍垂过长、咽肌麻痹、舌体肥大、颌骨畸形、喉软骨软化及颈椎畸形等常引起阻塞性睡眠呼吸暂停发作。

2. 肥胖

肥胖者易发生阻塞性睡眠呼吸暂停的原因可能为：①舌体肥厚，且软腭、悬雍垂和咽壁有过多的脂肪沉积，易致气道堵塞；②肺的体积明显减小，从而产生肥胖性肺换气不足综合征。

3. 内分泌紊乱

如肢端肥大症引起舌体增大，甲状腺功能减退引起黏液性水肿，女性绝经期后的内分泌功能失调等。

4. 老年期组织松弛，肌张力减退，导致咽壁松弛、塌陷而内移引起鼾症或阻塞性睡眠呼吸暂停。

5. 先天因素

短颈、颅面畸形、下颌畸形等均可使正常的咽部解剖结构发生改变，导致咽腔及上呼吸道通路狭窄。

6. 药物作用

乙醇及安眠镇静剂的使用可降低上气道肌肉张力，抑制觉醒反应，抑制脑干网状上行激动系统功能，降低颏舌肌对低氧及高碳酸血症的反应，导致夜间发生睡眠呼吸暂停。

7. 神经系统病损

中枢神经系统疾病如肿瘤、外伤、血管栓塞、颅内感染、脊髓灰质炎、肌强直性营养不良等神经肌肉病变等均有可能发生睡眠呼吸暂停。

三、发病机制

睡眠呼吸暂停频繁发作，导致动脉血氧分压下降，血二氧化碳分压上升，pH 值下降，发生呼吸性酸中毒，出现气促、发绀、烦躁不安等症状，严重者发生呼吸骤停。阻塞性睡眠呼吸暂停发作时，缺氧刺激交感神经兴奋，小动脉收缩，血液回流量及心输出量增加。肺循环和体循环压力上升，肺动脉压升高使右心负担加重，全身动脉压升高，又加重左心负担，长期心脏负担过重导致心力衰竭。阻塞性睡眠呼吸暂停发作导致的低氧血症和高碳酸血症可刺激肾上腺髓质大量释放儿茶酚胺，使血压升高，心跳加快，甚至出现心律紊乱，如心动过缓、心搏停止等。心律失常是睡眠中猝死的主要原因。此外，缺氧引起的脑损害可导致患者智力减退、记忆下降、性格改变或行为异常等。

四、症状

夜间症状有不能安静入睡、躁动、多梦、张口呼吸、呼吸暂停、梦游等。患者睡眠时有高调鼾声，常常影响他人休息。打鼾与呼吸暂停交替发作，呼吸暂停严重者出现窒息后憋醒，部分患者夜间憋醒后感到心悸、胸闷或心前区不适。晨起头痛，白天倦怠，嗜睡，记忆力减退，注意力不集中等。持续发作者可影响患者全身各脏器功能，可并发肺动脉高压、肺心病、高血压、心律失常、心肌梗死、脑梗死、肾功能减退、代谢紊乱等。

五、术前评估

拟行手术而住院的患者合并睡眠呼吸暂停者有 80%～90% 未被确诊，并且可能仅仅因术后肺换气不足低氧血症或呼吸暂停而受到关注。睡眠呼吸暂停和围术期低氧血症、心律失常、脑卒中、颅内压增高和猝死明确相关。睡眠呼吸暂停的存在也预示着气管插管时会出现困难气道的情况。呼吸暂停指数>5 时增加了术后心肌梗死的风险。由于睡眠呼吸暂停患者对麻醉剂不成比例的敏感性而在围术期显得特别脆弱，这个问题可以通过术后快速眼动睡眠反弹加剧。

术前评估应包括三个方面：①既往病史；②家族史及问卷评估；③体格检查。

临床预判患有睡眠呼吸暂停的预测指标是很有必要的。麻醉医师应与骨科医生充分协作，在术前进行充分评估，术前评估应该包括以前的医疗记录进行全面回顾，了解患者本人既往史及家族史，进行必要的体格检查。既往史重点注意关注以前手术插管难度，高血压或其他心血管病史。和患者一起回顾睡眠不佳的状况，了解打鼾问题，有无呼吸暂停、睡眠时频繁觉醒（如发声、移动位置、下肢运动）、晨间头痛、白天倦怠。

体格检查应包括气道评估、颈围粗细、扁桃体大小和舌头情况。给予必要的耳鼻咽喉科检查、纤维鼻咽镜检查、影像学检查等，对查明病因、诊断及鉴别诊断具有一定意义。如果怀疑患者患有 OSA，应该通过柏林问卷或 STOP 问卷进行术前临床评估来仔细甄别疑似睡眠呼吸暂停患者。如果高度怀疑患者患有睡眠呼吸暂停，应安排患者进行正规的多导睡眠监测评估。应用多导睡眠描记仪对阻塞性睡眠呼吸暂停患者进行整夜连续的睡眠观察和监测。该设备除心电监护和肺功能测试外，还可自动记录眼电图、脑电图、肌电图、血氧饱和度等。通过分析以上记录，可以了解患者睡眠期机体的变化，确定睡眠呼吸暂停的性质和程度等。

如果没有条件进行一个完整的睡眠研究，可以参考一夜之间脉搏血氧饱和度的变化情况，如果每小时有 15 次氧饱和度指数低于正常值则提示睡眠呼吸暂停，需要给予正压治疗。然而，使用血氧测定法是有争议的，血氧饱和度标准化和统一性解释是有待解决的问题。阳性结果提示患者术后发生并发症的风险很高，并应该重新权衡手术的风险和预期收益。

如果没有正式确认患者可能的睡眠呼吸暂停，应当视这类患者为中度至重度阻塞性睡眠呼吸暂停。推荐进行正式睡眠研究以确定持续正压通气装置的合适水平，以消除呼吸暂停、呼吸觉醒和打鼾。如果不能进行睡眠研究，给予持续正压通气装置（CPAP）是一个合理的选择。如果可能的话，应在术前几星期适应性使用 CPAP，但是该治疗的最佳时间还不能确定。如果做不到上述要求，那么就应该在麻醉后恢复期尽早进行 CPAP 或无创通气。睡眠呼吸暂停患者设立床旁监测脉搏血氧饱和度。应推迟拔除气管插管，直到患者完全清醒。术后最好避免使用麻醉性镇痛药，最好选用椎管麻醉，术后首选 NSAIDs 药物镇痛。对于患者自控镇痛（PCA）应清除基础剂量麻醉剂。为避免术后出现睡眠呼吸暂停的不良事件，应给予吸氧，使氧饱和度维持在 94%～95%，肥胖低通气综合征患者应维持在 90%～92%。应尽可能避免仰卧姿势，而采取半卧位或侧卧位。推荐参考 2014 版美国麻醉医师学会（ASA）制定的睡眠呼吸暂停患者的围术期管理标准化指南。

六、术后措施

围术期准备旨在提高或优化患者身体状况：

1. 术前持续气道正压（CPAP）或无创正压通气（NIPPV），可保证上气道扩张，较好的预防睡眠时呼吸暂停，疗效高达 90%～95%，很少采用有创机械通气治疗。

2. 术前采用下颌前移式口腔矫治器。

3. 术前减轻体重。

第四节　胸腔积液

一、流行病学

在外科术后患者中胸腔积液比较常见，多见于术后呼吸衰竭患者。与内科患者胸腔积液 5%～12% 的发生率相比，在外科患者中 49% 的腹部手术和 87% 的冠状动脉旁路移植术后都有可能发现胸腔积液。

二、病因

1. 肺炎

肺炎是术后渗出性胸腔积液最常见的原因，其中肺炎旁积液可能在 20%～57% 的患者中出现。大多数患者可以通过给予适当的抗生素治疗，但是约 40% 的患者细菌可以侵入无菌积液，并形成一个污染的积液或积脓。如果胸腔积液很明显，就应该考虑做引流和胸腔积液检测分析。测试内容包括蛋白、乳酸脱氢酶、葡萄糖、pH 值、细胞计数和分类、革兰染色、微生物培养和细胞学。如果穿刺发现液体呈厚脓状、或细菌对革兰染色、或胸腔积液 pH<7.2，或胸腔积液葡萄糖<3.3mmol/L（60mg/dl），则应行胸腔引流术。最近的研究表明，采用超声辅助下 Seldinger 技术放置小口径胸管（<15F）和大口径引流管一样有效，并且患者具有更好的耐受性

和较少的并发症。

2. 膈下脓肿

术后腹腔内感染可能会导致膈下脓肿，并随着脓肿的发展，在 1~3 周后出现渗出性胸腔积液。胸腔积液白细胞计数会非常高（>10000×10^6/L），并以中性粒细胞为主。但是，积液很少被感染。需要通过超声引导或 CT 辅助识别脓肿并引流，给予经验性抗生素。初始抗生素必须涵盖：革兰阴性菌、肠球菌和厌氧菌。有用的抗生素类包括：①碳青霉烯类；②广谱 β-内酰胺类；③第三/四代头孢菌素或氟喹诺酮类、甲硝唑。

一旦机体易感性可以用于判断病原类型，抗生素抗菌谱的范围应进行相应收窄。如果是危重患者，抗生素的选择应考虑覆盖多重耐药菌（添加氨基糖苷类或万古霉素）和（或）抗真菌剂。

3. 肺栓塞

近期研究显示大多数小的渗出性胸腔积液都由肺栓塞引起。胸腔积液检测没有特异性，通常也不需要胸腔穿刺引流，除非怀疑感染或者是需要排除进展中的血胸。治疗按照肺栓塞的抗凝治疗。

三、分类

胸膜腔通常含有少量滑液（成人 12~15ml）和蛋白质（10~20g/L）。当胸膜腔的液体形成速率超过液体排出速率则形成胸腔积液。毛细血管静水压过大或血浆胶体渗透压减少增大了跨毛细血管壁的液体滤出，从而导致蛋白漏出。胸膜表面或淋巴管堵塞造成的形成-吸收机制遭到破坏，导致富含蛋白质的渗出物渗出。胸腔积液可以根据 Light 标准大致分为漏出性或渗出性。

渗出性胸膜液的定义是基于以下特征中的任何一个的存在：

胸腔积液总蛋白/血清总蛋白之比大于 0.5。

胸腔积液 LDH/血清 LDH 比率大于 0.6。

胸腔积液 LDH 大于正常血清 LDH 2/3 以上。

漏出性胸腔积液必须排除以上三个标准。确定液体的特性是很重要的，因为它可以指导基础致病过程并且影响治疗决策。术后胸腔积液的鉴别诊断见表 9-1。

表 9-1 术后胸腔积液的鉴别诊断

漏出性	渗出性
充血性心脏衰竭	肺栓塞（多见）
高血容量	膈下脓肿
腹腔积液	肺不张
中心静脉导管错位	心包切开术后综合征或心后壁损伤综合征
肺栓塞（很少）	膈肌挫伤
膈肌功能不全性肺不张（轻瘫/麻痹）	胸导管损伤
肺萎陷	乳腺手术损伤胸膜
缩窄性心包炎肺炎	胸膜腔感染
	原因不明的淋巴细胞渗出
	肺压迫

四、诊断与治疗

临床评价胸腔积液第一步要做的就是确定液体的质和量。胸部 X 射线检测是最常用的方法，但是如果要确定积液的量，则需要进一步的成像。通常可以摄卧位胸片，如果积液水平>10mm 则应进行胸腔穿刺术。其他成像方式包括 CT 扫描和超声检查。

胸膜超声的出现显著改善了胸腔积液的诊断和治疗，因为它不仅有助于了解液体存在的类型，而且可以辅助完成胸腔穿刺，减少并发症。增强CT 扫描也可以展现液体的密度，还能识别其他胸腔内器官（胸膜、肺实质、纵隔）导致的积液。

简单的少量积液一般是漏出性的，不需要穿刺引流治疗，除非是胸腔积液引发了呼吸道症状。术后患者的胸腔积液通常是由于充血性心力衰竭或容量超负荷造成，而且通常可通过治疗基础病和利尿治疗后自行消除。偶然情况下，患者的复发漏出积液可能引起呼吸道症状，这时就需要完全通过导管排出液体，并进行胸膜固定术以防止复发。

参 考 文 献

［1］ Michael F Lubin, Thomas F Dodson, Neil H Winawer. Medical Management of Surgical Patient［M］. 15th ed. London：Cambridge University Press, 2013.

［2］ 陈健. 围术期反流误吸原因分析与对策［J］. 浙江医学, 2012, 34（9）：716-717.

［3］ 洪涛. 老年人围术期低氧血症的研究［J］. 医学综述, 2002, 8（8）：470-472.

［4］ 胡洁，张敦华. 胸腔积液//陈灏珠，林果为. 实用内科学［M］. 第13版. 北京：人民卫生出版社, 2012.

［5］ Ahmadi N, Chung SA, Gibbs A, et al. The Berlin questionnaire for sleep apnea in a sleep clinic population：relationship to polysomnographic measurement of respiratory disturbance［J］. Sleep Breath, 2008 Mar, 12（1）：39-45.

［6］ Chung F, Subramanyam R, Liao P, et al. High STOP-Bang score indicates a high probability of obstructive sleep apnoea［J］. Br J Anaesth, 2012 May, 108（5）：768-775.

［7］ American Society of Anesthesiologists Task Force on Perioperative Management of patients with obstructive sleep apnea. Practice guidelines for the perioperative management of patients with obstructive sleep apnea：an updated report by the American Society of Anesthesiologists Task Force on Perioperative Management of patients with obstructive sleep apnea［J］. Anesthesiology, 2014 Feb, 120（2）：268-286.

［8］ Janda M, Scheeren TW, Noldge Schomburg GF. Management of pulmonary aspiration［J］. Best Pract Res Clin Anaesthesiol, 2006, 20：409-427.

［9］ Light RW. Pleural effusion in pulmonary embolism［J］. Semin Respir Crit Care, Med 2010, 31：716-722.

［10］ Hooper C, Lee YC, Maskell N. Investigation of a unilateral pleural effusion in adults：British Thoracic Society pleural disease guideline 2010［J］. Thorax, 2010, 65（Suppl 2）：ii4-ii17.

［11］ Catley DM, Thornton C, Jordan C, et al. Pronounced, episodic oxygen desaturation in the postoperative period：its association with ventilatory pattern and analgesic regimen［J］. Anesthesiology, 1985, Jul, 63（1）：20-28.